Em Paz com a Comida

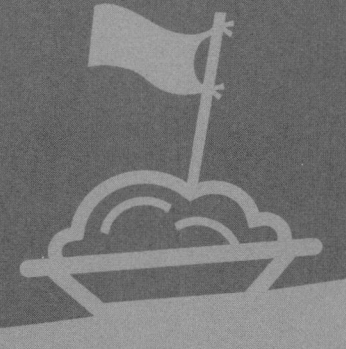

Nathália S. Petry
Lydiane Bragunci

Fundadoras do Instituto de Alimentação Consciente e Intuitiva - IACI

Prefácio

Débora Luna

Psicóloga e Nutricionista, Londres, Inglaterra

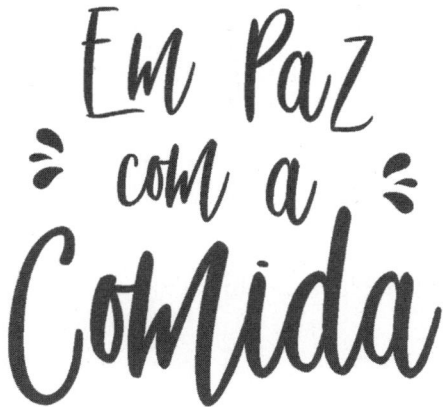

Um livro de exercícios para que você deixe de fazer dieta e viva em paz com os alimentos e com o seu corpo

Belo Horizonte

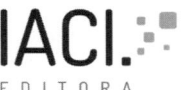

EDITORA

2018

Copyright © Nathália S. Petry e Lydiane Bragunci, 2018
2ª edição – dezembro/2018

Fundadoras do Instituto de Alimentação Consciente e Intuitiva - IACI
Site: **www.institutoaci.com**
E-mail institucional: contato@institutoaci.com

Endereço: Rua Domingos Vieira, 348, sala 709. – Sta Efigênia
Belo Horizonte - Minas Gerais CEP: 30150-240

Contato com as autoras:
atendimento.lydianebragunci@gmail.com
nathaliapetrynutricionista@gmail.com

Diagramação (capa e miolo): Walter Santos
Projeto Gráfico: Walter Santos
Revisão: Lourdes Nascimento

Dados Internacionais de Catalogação na Publicação (CIP)

P493e   Petry, Nathália

       Em paz com a comida: um livro de exercícios para que você deixe de fazer dieta e viva em paz com os alimentos e com o seu corpo / Nathália S. Petry, Lydiane Bragunci. – 2. ed. Belo Horizonte: IACI editora, 2018.
       240 p.: 16cm x 23cm

       Bibliografia
       ISBN: 978-85-906965-1-3

       1. Comportamento alimentar   2. Nutrição   3. Saúde – Promoção   I. Petry, Nathália. II. Bragunci, Lydiane. III. Título.

    15-04190   CDD – 613.28

Índices para catálogo sistemático:
1. Nutrição Comportamental : Nutrição aplicada :
Promoção da saúde
613.28

Nós dedicamos este livro a todas as pessoas
que diariamente procuram um caminho mais leve
e prazeroso na alimentação. Que vocês possam
encontrar esse caminho dentro de vocês e, enfim,
viverem em paz com a comida.

Agradecimentos

Somos gratas a muitas pessoas que já passaram por nossos caminhos e que, às vezes sem saber, fizeram parte da construção deste livro, incluindo:

Todas as pessoas que já passaram por nossos consultórios, que nos permitiram reavaliar nossa atuação como nutricionistas e nos fizeram buscar formas mais efetivas e humanas de trabalhar seu relacionamento com a comida. Vocês são a razão deste trabalho e a razão do nascimento do Método ACI. Agradecemos pela honra de podermos assistir a lindos processos de pazes com a comida e aos desabrochares de mulheres que descobrem a beleza de ser quem realmente são.

Nossas famílias, e, em especial, nossos maridos, Emerson e Mateus, que, muitas vezes sem entenderem nossos constantes desafios à Nutrição tradicional, apoiaram-nos e incentivaram nossos sonhos de uma Nutrição diferente e deram-nos suporte nessa constante remada contra a maré das dietas. Aos nossos filhos, os que já vieram ao mundo e os que ainda estão por vir, agradecemos por nos motivarem a ser cada dia melhores, a fim de que possamos contribuir na construção de um mundo melhor para que vocês desfrutem.

Todos os alunos e mentorados do Instituto de Alimentação Consciente e Intuitiva (IACI), do qual somos cofundadoras e professoras, que acreditaram na possibilidade de um atendimento de Nutrição diferente e validaram o Método ACI em seus próprios consultórios. Seus *feedbacks* foram importantíssimos para o aprimoramento desta metodologia.

Todos os professores e alunos de diversas universidades do Brasil que, apoiados pela evidência científica por trás do Método ACI, acreditaram no nosso sonho e deram abertura para que o Método ACI fosse validado, não só dentro de vários consultórios do Brasil, mas também no âmbito científico.

Sumário

Parte 1

Semanas 1 a 3

Autoconhecimento

Parte 2

Semanas 4 a 6

Consciência

Parte 3

Semanas 7 a 9

Intuição

Prefácio

Apesar de toda propagação da cultura de dieta e corpo idealizado, surgiu nas últimas décadas o contraponto a essa imposição de que o único corpo aceitável é o corpo magro, uma vez que esse ideal tem adoecido as pessoas. Desponta, então, uma forma de pensar a alimentação, o corpo e o peso com gentileza, resgatando a intuição e a autonomia.

A ciência tem mostrado que dieta restritiva causa justamente o oposto do que promete, já que o reganho de peso é esperado, ocorrendo em mais de 95% dos casos. Além disso, dieta gera sofrimento psíquico, como angústia, insatisfação corporal, uma relação disfuncional com a comida, chegando-se, inclusive, a quadros de transtornos alimentares.

Se você chegou até este livro, algo deve ter feito sentido. Mas pode ser que você ainda esteja se perguntando se ele é para você. Então, gostaria de lhe propor algumas reflexões em forma de perguntas. Em algum momento você:

1. Não gostou ou sentiu raiva de partes ou de todo o seu corpo?
2. Já fez dieta(s) com o intuito de emagrecer?
3. Quando comeu alimentos "proibidos" pela dieta e sentiu culpa, arrependimento, raiva ou vergonha?
4. Sentiu que a comida lhe dominava e que não tinha controle em relação a ela?
5. Fez atividade física para queimar as calorias de algo que comeu ou pretendia comer?
6. Comparou o seu corpo com o de outras pessoas?

7. Viu-e no ciclo de: insatisfação com o corpo, resolveu fazer uma dieta para emagrecer, "deslizou na dieta", sentiu culpa e raiva, e então prometeu começar tudo de novo no dia seguinte?

Se pelo menos uma das perguntas acima ecoam dentro de você, o livro *Em paz com a comida* pode ser um instrumento para que você encontre respostas aos seus anseios, mas principalmente, que seja o ponto de largada para a sua jornada de descobertas e, potencialmente, de libertação do aprisionamento que é uma vida de dietas.

Embora trate de um paradigma totalmente diferente de como a alimentação vem sendo abordada atualmente na sociedade – infelizmente, baseada em controle, contagens, proibições e restrições – o livro *Em paz com a comida* tem uma leitura fácil, informativa, sensível, com embasamento científico e vários exemplos para ajudá-lo nesse processo. Com ele, você será capaz de ter inúmeras reflexões. É fundamental ressaltar que ele vem do estudo baseado em evidências científicas, da prática clínica e, também, de muita dedicação das autoras. Ideal para você, que de repente mora em uma região em que não há profissionais capacitados nessa abordagem, ou para quem tem curiosidade sobre esse jeito diferente de pensar a nutrição, ou ainda, para pessoas que simplesmente se cansaram de fazer dietas e buscam algo que as estimule de verdade. O que você pode encontrar aqui é um caminho para uma reconciliação com comida e corpo.

Durante as atividades propostas no livro, você vai se sentir acompanhado(a) pelas autoras e criadoras da metodologia, para assimilar e colocar em prática essa nova maneira de ver a alimentação pela ótica do Método ACI, que quer dizer: autoconhecimento, consciência e intuição, e é baseado nos princípios da Alimentação Intuitiva (*Intuitive Eating*) e na filosofia do *Mindful Eating*. É um livro para ser "degustado" ao longo de nove semanas, à medida que você fizer as atividades sugeridas, tendo tempo de refletir e deixar essas novas ideias se assentarem e fazerem sentido dentro de você.

O livro não trata de mais um método de controle de peso, mas sim um caminho para se obter paz na sua vida, pois, quando não se tem paz com a comida, a vida, como um todo, parece um campo de batalha. Aqui você terá informação sobre o porquê das dietas serem fadadas ao fracasso e o que você pode fazer para ter uma nova relação com a alimentação e com o seu corpo ao se dedicar às atividades semanais. Assim, você resgata a sua intuição e autonomia alimentar, para que, em vez de gastar tempo e energia preocupando-se com o que vai comer e julgando-se por comer algo fora de alguma regra alimentar, você possa investir esse tempo em ser um instrumento para melhorar esse planeta, que, mais do que nunca, precisa de pessoas conscientes e ativas para transformar nossa sociedade.

Se você se cansou do efeito sanfona, do sofrimento advindo da frustração que as dietas lhe trouxeram até então, e quer algo novo e satisfatório para sua vida, em que o foco não seja mais no peso e na estética, mas sim na sua paz e bem-estar, sugiro fortemente que comece, ainda hoje, a ler este livro e a praticar as atividades tão bem organizadas e cuidadosamente propostas por Lydiane e Nathália.

Débora Luna
Psicóloga e Nutricionista
Londres, Inglaterra - Primavera de 2018
@happy_nutri

Introdução

Este livro é resultado de uma história de diferentes e longas vivências com a comida, no âmbito pessoal, e com a profissão da Nutrição.

Nós duas, Nathália e Lydiane, moramos em diferentes lugares e temos experiências bastante diversas com a comida e com a Nutrição. São duas jornadas, duas caminhadas, duas histórias distintas, mas cujos anseios se encontraram casualmente neste Brasil e deram nascimento a uma sistemática diferenciada de atendimento nutricional: o Método ACI.

Uma experiência pessoal de como é possível viver em paz com a comida

Eu, Nathália, tive uma experiência de bastante sofrimento com a comida, a qual foi, por muitos anos, um forte dilema em minha vida. Sou hoje recuperada de transtorno alimentar.

Minha história com a comida, como para todo ser humano, vem desde cedo. Em família com origem alemã, as refeições foram feitas com carinho e esmero e sempre um motivo de alegria. As mesas com familiares reunidos eram motivos de troca e compartilhamento, e o preparo de receitas afetivas enchia nosso coração de carinho. Quando criança, comer era isso para mim: matar a fome a aconchegar a alma.

Porém, não posso deixar de comentar que discursos de dieta e perda de peso e uma relação de amor e ódio com a comida (objeto tão prazeroso, mas que me engorda) também faziam parte das conversas à mesa. "Oh, comida, por que nos alegra e também nos engorda?" era um dilema que não conseguíamos responder.

Até pouco tempo atrás, eu não conseguia responder por qual motivo eu havia escolhido a Nutrição como profissão. Aparentemente, estava lá eu preenchendo a inscrição para o vestibular e o curso de Nutrição simplesmente me pareceu uma boa escolha. Eu gostava muito de comer, e fez sentido aprender o que tinha nos alimentos. Hoje consigo entender que as razões que motivaram a escolha desse curso também tiveram raízes nesta angústia que me acompanhou pela vida, sem que eu percebesse: como resolver aquele dilema e conciliar prazer e saúde na alimentação? Como promover um mundo em que comer não seja difícil?

Hoje percebo que os anos na universidade foram uma silenciosa busca por esta resposta, galgada por meio de sofrimento, superação e crescimento para mim. Nos seis anos em que estive envolvida em projetos da Universidade, o transtorno alimentar me acompanhou. E eu me lembro, exatamente, como ele começou, embora na época não tivesse consciência.

Quando criança, sempre fui muito magra, e também boa de garfo. Apelidada de Magali, todos elogiavam minha boa genética, sem saberem que, na verdade, eu tive um problema de crescimento cujo tratamento me levava àquele peso. E, assim, embora tivesse crescido com o alerta "cuidado que mais para frente o peso vem...", naquela época tudo parecia ótimo. Eu comia, e estava magra. Quando entrei na Universidade, este cenário se modificou. Encerrando o tratamento de crescimento e passando por processos tanto da puberdade quanto de mudança de cidade (entrada na Universidade Federal de Santa Catarina), meu peso começou a subir. Olhando para trás, percebo um peso totalmente normal, mas, assombrada pelo medo do ganho de peso que parecia ser iminente, eu senti que havia chegado a hora. "Acabou a mordomia", eu pensei. "Chegou a hora de entrar para a vida de dietas". E, com isso, entrei também para a vida do transtorno alimentar.

Durante todos os anos na Universidade, vivi meses de Transtorno de Compulsão Alimentar, em que eu mesclava períodos de restrição alimentar – vulgo dieta – com período de consumo exacerbado e compulsivo de alimentos. Era como se eu conseguisse manter a "disciplina" de segunda a sexta e chegado o fim de semana eu acabava consumindo tudo o que eu não me permiti comer durante a semana. Com o tempo, essa "disciplina" não resistia mais nem de segunda a sexta, e as compulsões alimentares (nome dado a episódios em que há o consumo de uma grande quantidade de alimento – muito maior do que as pessoas comeriam em geral – em um curto espaço de tempo, associado a uma sensação de descontrole) começaram a virar companhias diárias. Começava o dia "certinho", prometendo para mim mesma que conseguiria controlar o que eu comia, e terminava o dia com panelas de macarrão e latas de brigadeiro vazias. Nesses anos de transtorno alimentar, também vivi um período de Anorexia Nervosa, que me deixou consequências como desnutrição, hipotermia e depressão, e um período de Bulimia Nervosa, cujos vômitos frequentes culminaram em uma úlcera gástrica.

Todas essas consequências físicas de se viver um transtorno alimentar são, como se pode imaginar, muito ruins. Mas nada se compara à dor de viver 24 horas pensando em comida, e me sentir impotente e descontrolada perante ela, como se fosse um animal que não sabia fazer a coisa que deveria ser a mais simples: comer.

Existem muitos mitos sobre transtornos alimentares e alguns o veem como uma escolha de vida, como se fosse só uma questão de "parar de frescura" e começar a comer (ou, no caso da compulsão alimentar, "é só ter força de vontade, e parar de comer"). Mitos como esses dificultam a procura de ajuda e contribuem para que as pessoas sofram com a comida sem saberem que podem ter um problema que é tratável. No meu caso, nos primeiros anos, graças a pessoas especiais que me deram abertura, tive incentivo para procurar ajuda e, após muita dificuldade – e essa é uma outra história, pois há muito despreparo por parte dos profissionais de saúde para diagnosticar e tratar transtornos alimentares –, pude encontrar profissionais que me apoiaram e me ajudaram a entender aquilo que eu estava vivendo.

Foram períodos de terapia e apoio de grupos gratuitos da Universidade que me levaram a entender que o transtorno alimentar é uma doença, mas também um sintoma. Poder descobrir o que ele significava para mim e todos os enlaces e raízes por trás dele foi um ponto crucial para iniciar meu processo de cura.

Nessa época, consegui a linda oportunidade de estagiar na *National Eating Disorders Association* (NEDA), a Associação Nacional de Transtornos Alimentares dos Estados Unidos, em Nova Iorque, onde pude ter contato não só com outras pessoas que procuravam ajuda, mas também com experiências de familiares e amigos dessas pessoas, e isso foi me trazendo uma grande compreensão do problema. E mais: fui percebendo como o sofrimento com a comida era frequente na população, e como todos nós, principalmente nutricionistas e outros profissionais da saúde, precisamos urgentemente revisitar nossas condutas para oferecer um tratamento que ofereça ferramentas de entendimento e mudança desse relacionamento com a comida.

Em meio a um maior entendimento da condição que eu vivia e em tratamento com profissionais que me proporcionaram apoio e ajuda, recebi alta. Porém, por mais que estivesse saudável e não executasse mais comportamentos de risco para minha saúde, eu ainda vivia um grande dilema alimentar. Como conciliar o que tenho vontade de comer com uma alimentação saudável? Devo fazer escolhas alimentares pensando só na saúde, ou devo considerar também o prazer e todos os significados que a comida tinha pra mim? Sem perceber, eu ainda tentava resolver aquele dilema que me acompanhava há muito tempo: comer por prazer ou por saúde? Eu não conseguia resposta para isso.

E, na prática, eu continuava controlando veementemente minha alimentação, e constantemente julgando os alimentos em relação ao seu conteúdo nutricional. Em nome da saúde, eu vivia tentando controlar o que comia. *Comer um brigadeiro durante a semana? Mas açúcar em plena quarta-feira? Como o brigadeiro agora ou espero até sábado (tendo a chance desse pequeno brigadeiro se transformar em uma panela inteira)?* E a minha alimentação continuava uma constante fonte de sofrimento. Frequentemente me sentia refém da comida, como se ela tivesse poder sobre mim, e continuava gastando muito tempo do meu dia pensando no que deveria comer, e inquieta por nunca conseguir seguir nem os meus próprios cardápios. Em virtude disso, minha alimentação continuava parecendo uma montanha russa: em alguns momentos me sentia controlada, comendo de maneira correta e saudável, em outros momentos sentia que perdia o controle e comia de maneira exagerada e compulsiva.

Não conseguir seguir meu próprio cardápio foi, por sinal, um grande divisor de águas na minha vida. O tormento que antes fazia parte da minha vida pessoal se tornara profissional. "Como poderia ser uma nutricionista que não consegue se alimentar corretamente?", questionava-me. Sem saber se deveria desistir do curso tão próximo da formatura, recorri à área de estudo que me trazia maior familiaridade, e que eu acreditava que poderia fazer a diferença: a atuação com transtornos alimentares.

Lia incansavelmente a literatura sobre essas condições e uma luz começou a aparecer diante de meus olhos. Havia outros profissionais relatando aquilo que eu vivia, abordando que dietas que controlam a alimentação não funcionam e geram obsessão por alimentos e comportamento alimentar disfuncional. Nas minhas leituras, descobri que dietas não eram recomendadas para pacientes com transtornos alimentares, e, segundo esses autores, talvez nem para a grande maioria da população. Era preciso entender a relação que a pessoa tinha com os alimentos, e o nutricionista deveria ser promotor de paz com a comida, e não guerra. Uau!, viver sem dietas, eles diziam. Seria isso possível para mim, e também para os meus futuros pacientes?

E, fascinada em meio às minhas leituras, encontrei a área de estudo em que atuo e divulgo com tanta paixão: a Alimentação Intuitiva. Era ela que vinha procurando e que é hoje toda a base do meu atendimento como nutricionista e também toda a base do Método ACI, trazido aqui neste livro. Na época, fiquei tão fascinada com esses estudos que comecei a "incomodar" dentro da Universidade, querendo falar disso para todos. Todo seminário e trabalho passou a ser motivo para que falasse deste tema. Meu trabalho de conclusão de curso foi, inclusive, sobre isso. E ainda me atrevo a compartilhar que essa minha insistência deu frutos e que plantei uma sementinha dentro da Universidade Federal de Santa Catarina, na qual muito mais alunos hoje têm interesse.

Eu fui minha primeira "cobaia". Motivada pela luz que encontrei no fim do túnel, comecei a aplicar em mim os princípios da Alimentação Intuitiva e, pouco a pouco, parei de fazer dietas e, com as tentativas constantes de controlar tudo o que comia, comecei a me perguntar o que eu realmente gostava de comer, permiti-me entender quanto de comida eu precisava para ficar saciada, comecei a me permitir obter prazer em todas minhas refeições novamente. Era fascinante redescobrir que era possível ter uma relação leve com a comida, sem precisar exercer tanto controle e seguir dietas, e que era possível conciliar o prazer de comer e a nutrição do corpo. Encontrei a resposta que há tanto tempo vinha procurando.

E, com o passar do tempo, permitindo-me viver sem dietas e entrando em contato com minhas necessidades e os sinais do meu corpo novamente, fui me sentindo cada vez mais livre – liberdade, aliás, é um termo que os pacientes geralmente costumam relatar no consultório quando começam a fazer as pazes com a comida –, e os conflitos com a comida e as compulsões alimentares ainda insistentes deixaram de existir. Sem saber, eu havia resolvido um gatilho final que ainda mantinha minhas compulsões alimentares: a restrição alimentar e a relação ruim que eu havia desenvolvido com os alimentos. Conforme eu parava de restringir alimentos, menos momentos de exagero e compulsão alimentar (que, enfim, descobri que eram consequências da restrição) eu tinha. Uau! É até difícil transcrever em palavras a felicidade e a liberdade que fizeram parte da minha vida desde então!

Com a minha formatura, mais mudanças vieram. Deixando Florianópolis, onde passei todos os anos de estudos e superação, hoje moro em São José dos Campos – SP, onde iniciei minha vida profissional. Comecei meu trabalho no consultório empolgadíssima, pronta para ajudar pacientes a fazerem as pazes com a comida, a questionarem a mentalidade da dieta e a viverem uma relação leve com os alimentos. E aqui veio mais um desafio e mais um dilema: as pessoas nunca tinham ouvido sobre fazer as pazes com a comida, e, na verdade, queriam apenas uma nova dieta que as fizesse perder peso. E, depois de tudo que tinha vivido, não podia proporcionar isso a eles, pois sabia que não funcionaria a longo prazo e que tais estratégias promoveriam uma relação ruim com a comida.

O apelo midiático e cultural ao corpo perfeito faz com que a urgência em ter um corpo magro se sobreponha a um processo de autoconhecimento da relação com a comida. E, então, eu pensei: "A população precisa saber que as dietas não funcionam, e que há uma outra forma de se relacionar com a comida". Por meio de divulgação de conteúdo pelas redes sociais que criei justamente para isso, desenvolvo o projeto "De bem com meu prato". Em 2015, promovi o I Congresso Online de Alimentação Consciente e Intuitiva, o CONACI, em que muitas pessoas começaram a receber a informação de que as dietas falhavam não por questão de falta de disciplina, mas porque elas eram feitas mesmo para falhar e que era possível fazer as pazes com a comida e viver em paz com os alimentos e consigo. De lá para cá, esta tem sido uma missão emocionante.

Nesse congresso, pude conhecer muitos profissionais que compartilhavam da mesma mentalidade sobre a Nutrição que eu. Entre eles, foi aí que conheci a Lydiane Bragunci, coautora do Método ACI e deste livro, tão distante de mim na vida real (ela mora em Belo Horizonte), mas tão próxima na forma de pensar e atuar no consultório. Juntas, começamos a compartilhar os desafios dentro da Nutrição e as dificuldades de se trabalhar com uma Nutrição diferente. E, depois de muita troca, muito estudo, novos cursos em áreas diferentes, unidas pela missão de fazer um trabalho diferente dentro do consultório, descrevemos juntas a sistemática do Método ACI: um passo a passo de ferramentas trazidas por diversos autores para ajudar o indivíduo a resgatar sua autonomia alimentar e a fazer as pazes com a comida, e para promover uma Nutrição diferente. É hora de sermos nutricionistas que promovem o amor à comida, e não a guerra, e que trabalham a alimentação saudável no seu sentido integral, isto é, uma alimentação que fornece não só nutrientes, mas prazer, socialização, cultura, afeto, amor... e muito mais!

E este passo a passo, depois de validado dentro dos nossos consultórios e também de consultórios de vários nutricionistas pelo Brasil que foram nossos alunos no Instituto de Alimentação Consciente e Intuitiva (IACI), instituto que fundamos para promover uma Nutrição diferente, inspirou toda a escrita deste livro, de acordo com a nossa missão de promover um mundo em paz com a comida.

Este livro é a realização de um sonho, de um desejo, de uma missão. Faz parte de mim plantar uma sementinha no coração de todos aqueles que não aguentam mais sofrer com a balança e com a comida. Porque, sim, é possível viver em paz com a comida.

Que seja uma leitura libertadora!

Nathália Petry

Uma experiência profissional de como é preciso uma Nutrição diferente

Eu, Lydiane, assim como a Nathália, escolhi iniciar este livro me apresentando, não porque os títulos tenham importância ou vão de alguma maneira influenciar a sua visão sobre a minha autoridade sobre o assunto, mas porque as minhas crenças sobre a eficácia das dietas se relacionam intimamente com minha trajetória pessoal.

Sou nutricionista graduada pela Universidade Federal de Minas Gerais e optei pela profissão por uma questão principal: sempre gostei de cozinhar e de comer! Nunca tive problemas com o peso, mas também nunca tive biotipo Barbie®. E para mim isso sempre foi ok, mesmo que em alguns momentos do curso de Nutrição tivesse me sentido extremamente desconfortável com as exigências e demandas de um padrão de um corpo e da perfeição, de um comportamento com a comida irreal e questionável. Para quem tem descendência italiana como eu, comer é sempre sinônimo de prazer, mesa farta, muita gente, e muita, muita risada e alegria.

Minha mãe sempre foi cozinheira de mão cheia e meu gosto pela cozinha é nada mais que uma sucessão natural dessa arte e a necessidade de perpetuação dos costumes. Felizes costumes!

Espantava-me ao perceber na graduação tantas pessoas interessadas e ansiosas em aprenderem a calcular dietas, contar calorias e nutrientes. O meu encantamento pela ciência da nutrição sempre partiu da beleza e da infinidade de sensações e reflexões proporcionadas pelo ato de comer: prazer, expressão da afetividade e da cultura, socialização, nutrição para o corpo, arte (da gastronomia)... e eu não conseguia entender nos meus colegas o desejo pelo domínio do corpo, do controle da ingestão, por meio do cálculo de nutrientes.

Onde é que entravam as várias dimensões do alimento nisso? Onde é que entra o prazer quando alguém escolhe o que o outro deve comer? Não era lógico para mim calcular uma dieta. E ainda hoje não é!

Durante o curso de nutrição, tive a oportunidade de integrar alguns grupos de pesquisas e participar de diversos projetos. Nesse percurso, sensibilizei-me incontáveis vezes ao me deparar com a restrição severa de alimentos que as crianças da região noroeste do estado de Minas Gerais (paupérrima), a qual tive a oportunidade de conhecer e trabalhar em pesquisa, viviam por questões de ordem política, econômica, geográfica etc. Também me questionava sobre a restrição a que meus pacientes obesos e diabéticos descompensados eram submetidos para controle do peso e dos sintomas causados pelo excesso de comida ao longo de toda uma vida. Afinal, não poder comer os levava, muitas vezes, à depressão. Entristeci-me e chorei, sentindo-me impotente em ambos os casos. Amadureci absurdamente vivenciando, concomitantemente, essas duas faces de uma mesma moeda.

Lembro-me, desde muito pequena, que ao ver os noticiários sobre a seca e consequente fome no sertão nordestino eu me tocava profundamente e sempre dizia: "Quando crescer, vou inventar uma fórmula mágica para acabar com a fome!".

A fome sempre foi motivo de inconformismo para mim. Não poder suprir uma necessidade tão básica e essencial do ser humano é, ainda hoje, inconcebível na minha visão.

Havia algo que precisava ser feito para essas pessoas e eu decidi que não cruzaria meus braços. A princípio, o caminho que me pareceu mais lógico e natural foi o da docência. Afinal, eu poderia criar, desenvolver e coordenar projetos de pesquisa e extensão que fizessem a diferença no mundo. Além disso, contribuiria para a formação de mais e mais profissionais engajados nesta causa. Quer ideia melhor que essa?

E assim foi... Inscrevi-me e fui aprovada no processo seletivo do mestrado praticamente no mesmo semestre da minha formatura e carregava a certeza de que aquele seria o meu caminho feliz.

Ah, essa vida! É mesmo recheada de incertezas e (re)descobertas...

Descobri que, nesse meu suposto caminho feliz, eu passaria 90% do meu tempo sentada atrás de um computador (e não com pessoas!), lendo, estudando, escrevendo e relendo e reescrevendo um monte de coisas perfeitas na teoria, que com 5 anos já estariam desatualizadas (sim! A ciência avança numa velocidade tão frenética que com 5 anos uma informação publicada já é considerada antiga) e... que eram beeeem diferentes na prática.

"Nenhum plano resiste ao campo de batalha", já diziam por aí os estrategistas de guerra, não é mesmo? E é bem assim que funciona numa pesquisa, especialmente naquelas que envolvem seres humanos. Quase nunca o que se planejou acontece na prática e uma série de "surpresinhas" permeia esse caminho entre comprovar ou não a sua hipótese inicial.

Resumindo: fui perdendo meu brilho nos olhos, a motivação e já nem me lembrava mais do meu porque inicial. Ele havia sido consumido pelo terror psicológico (natural de todos os pós-graduandos) de que nunca seria boa o suficiente para fazer algo de bom e de útil para a humanidade.

Trabalhava basicamente com intervenções nutricionais tradicionais, com prescrições dietéticas ou ainda com prescrição de "metas de reeducação alimentar" que nada mais eram que restrições dietéticas disfarçadas de orientações para mudança no estilo de vida. Nós nos matávamos (eu e um grupo enorme de pesquisadores) de estudar, planejando intervenções por semestres, anos, para, ao final das etapas previstas, encontrarmos resultados tão discretos e tímidos de perda de peso e mudança de hábitos que dava até desânimo apresentar em artigos, resumos e eventos científicos. E haja otimismo para escrever, hehehe! Era frustrante!

E foi então que a vida me "presenteou" com dois acontecimentos que culminariam na mudança completa de planos: estava prestes a me tornar mãe, quando minha mãe foi diagnosticada com um câncer grave. Fui levando o mestrado (e até hoje não me pergunte como foi que eu consegui defender uma dissertação com um bebê de 5 meses amamentando e minha mãe recém-operada sob meus cuidados!) e os milhões de afazeres da carreira acadêmica. Obviamente, não dava conta de fazer tudo como antes, e a sensação ruim de que aquele não era o lugar onde eu deveria estar foi minando as minhas forças, até que meu coração foi obrigado a admitir que era a hora de abandonar aquele "barco".

Uma pausa aqui para dizer que sou infinitamente grata às minhas orientadoras e amigas de jornada científica pelo apoio incondicional num dos piores e melhores momentos da minha vida. Tenho profunda gratidão pelo meio acadêmico! Por tudo que sou e me tornei, pelo que sei, mas principalmente pelas pessoas lindas e comprometidas que conheci. Este grupo é tão competente e incrível que está agora colhendo os frutos de trabalhos feitos em parceria com o Ministério da Saúde, sendo um deles recomendado na sexta semana de leitura deste livro.

Enfim, a vida me mostrou que meu caminho era outro. E eu fui obrigada a entender.

No olho do furacão dos acontecimentos dramáticos, descobri o *coaching*, que eu confesso, via com maus olhos (graças aos marqueteiros baratos de plantão), mas que foi fundamental para que eu mantivesse minha sanidade mental no meio da bagunça que estava a minha vida. Passado um tempo, fiz a formação em *coaching*, que ampliou muito a minha visão sobre o comportamento humano, que já havia se iniciado com meus estudos sobre comportamento alimentar no mestrado. Fora do circuito acadêmico, tive mais tempo para me dedicar aos estudos de algo que sempre foi minha verdadeira paixão: a psicologia aliada à nutrição. Em outras palavras: a nutrição comportamental.

Aprofundei meus estudos em alimentação intuitiva, que havia conhecido em 2013 num congresso de obesidade. Aliei esses conhecimentos ao *coaching*. E conheci da maneira mais inexplicável e sincrônica, por meio das redes sociais, pessoas sensacionais que compartilhavam da mesma visão que eu no que se refere a pensar a alimentação. Nós nos juntamos, trocamos ideias, compartilhamos experiências e percebemos, quase que milagrosamente, que defendemos uma causa: a da alimentação consciente e intuitiva!

Foi no CONACI, o Congresso Online de Alimentação Consciente e Intuitiva, no qual fui convidada a palestrar, que eu e Nathália nos conhecemos.

E, de repente, tudo se conectou! Meu amor pela comida, meu prazer por comer, minha forma tranquila de me perceber e estar bem com meu corpo. E mais! Uma abordagem mais humana de tratar as pessoas e suas relações com o alimento passou a fazer sentido não só para mim, mas para mais uma quantidade enorme de pessoas.

O mais curioso (e maravilhoso!) disso é que tudo o que eu não havia encontrado de respostas para mudanças de hábitos dos meus pacientes em pesquisas acadêmicas, eu testemunho de transformações hoje na minha prática clínica em consultório com esta abordagem, que tem salvado vidas. Vidas de pessoas que estão se matando de fome – com transtornos alimentares e de imagem, e de pessoas que estão se matando de tanto comer – o que, na nossa visão, relaciona-se, na maioria das vezes, a um outro tipo de fome: a emocional.

Então, após conhecer uma pouco da minha jornada pessoal e profissional, o meu convite é para que você se abra para uma visão mais ampliada e amorosa sobre você mesmo e sua relação com a comida. E entenda, finalmente, que fazer dieta não é o caminho mais eficaz para que você alcance o estado de amor próprio, autocuidado e respeito ao seu corpo e aos seus limites.

Uma boa leitura!

Lydiane Bragunci

Abrimos aqui nossos corações e contamos nossas histórias na esperança de lhe inspirar de que é possível viver sem dietas e viver em paz com a comida. E, agora, nos próximos capítulos deste livro, o autor da história é você. Que, nas próximas páginas, você reveja agora sua própria caminhada, suas superações, seus sentimentos, seus pensamentos e sua relação com a comida, com certeza repleta de superações e forças, para que possa também iniciar uma jornada diferente com a alimentação.

Apresentação

Como está seu relacionamento com a comida? É um relacionamento positivo, no qual você tem autonomia para comer de tudo, escolhendo aquilo que te traz bem-estar e paz? Ou é um relacionamento conturbado, no qual você sente que a comida tem controle sobre a sua vida, em que você não pode ter determinados alimentos em casa, pois irá comê-los de forma exagerada? É um relacionamento em que você sente que desconta suas emoções na comida? Você está em paz com a comida? Estas são perguntas que poucos se fazem, mas que são extremamente pertinentes se você deseja modificar algum aspecto da sua alimentação ou do seu comportamento alimentar.

Sylvie Batlle, autora do livro *Compulsões Alimentares*, comenta que, quando fazemos constantemente algo de que não gostamos ou que nos faz mal, em vez de continuarmos fazendo tentativas atrás de tentativas ineficientes para mudar isso, poderíamos, em primeiro lugar, nos perguntar: *por que é que eu faço isso?* Isto é, se você, continuamente, tem algum comportamento alimentar que não gosta de ter, que acha que lhe faz mal, ou que nem é prazeroso – como sentir que precisa comer uma barra inteira de chocolate todos os dias, por exemplo – e que você não consegue parar de fazer, a autora recomenda que você faça uma autoanálise: por que é que eu faço isso? Se você continuamente faz algo que não gostaria de fazer, que não traz bem-estar ou é agradável, é porque algum benefício isso lhe traz. Faz sentido?

No livro *O Poder do Hábito*, o autor Charles Duhigg comenta como todo hábito que temos nos traz alguma recompensa. Segundo ele, nossos comportamentos habituais são compostos por um ciclo: tem-se um gatilho, o qual aciona o hábito, tem-se então o comportamento habitual, e isso lhe oferece uma recompensa. E é por isso que o fazemos novamente. Pensando no contexto da alimentação, faz sentido nos questionarmos, nessa perspectiva, quais são as razões para continuarmos perpetuando comportamentos de que não gostamos. Existem causas e existem benefícios, por mais que você não consiga enxergá-los ou compreendê-los.

Podemos utilizar, como exemplo, o caso da Sandra,[1] que todos os dias acordava e tomava a decisão de que iria comer "certinho" naquele dia. Porém, cotidianamente, após sair do trabalho no final da tarde, sentia que não conseguia resistir e que precisava partir para alguma rede de *fast food*, comendo então de forma exagerada. Sandra se sentia completamente frustrada com a situação, pois acreditava que era uma pessoa descontrolada e indisciplinada. Foi com o objetivo de modificar de vez este comportamento alimentar que Sandra procurou ajuda profissional.

Ao iniciar acompanhamento com a abordagem que traremos neste livro, Sandra se surpreendeu. Ao invés de determinarmos que ela não comesse mais o *fast food* habitual, ou procurássemos opções para substituí-lo, o que ela acreditava que ocorreria, nós iniciamos um processo de investigação procurando entender a razão daquele comportamento, isto é, qual recompensa ou benefício ela obtinha naquele comportamento? Por que ela repetia algo de que não gostava e que nem era tão prazeroso, já que ela mesma relatava se sentir sempre estufada e com muito mal-estar após esses lanches?

Após um processo de autoanálise e autoconhecimento, Sandra passou a entender por que, afinal, ela precisava repetir tal comportamento. Ela percebeu que o *fast food* no final do dia lhe trazia conforto para o estresse e o cansaço do dia de trabalho. Era um sinal de que o dia estava, enfim, acabando, era uma recompensa pela tarefa realizada, era uma forma de relaxar. Sandra não sabia até então, mas seu comportamento representava uma forma de comer

---

[1] Todos os casos apresentados ao longo deste livro são de clientes reais, mas seus nomes foram substituídos por nomes fictícios, por razões éticas.

emocional disfuncional, isto é, a comida não supria só sua fome física, mas também suas fomes emocionais. Conforme fomos trabalhando isso, Sandra foi aprendendo a dar nomes às suas necessidades e às suas emoções. Ela foi, pouco a pouco, buscando maneiras de supri-las mais eficientemente do que por meio da comida.

Dessa forma, o ciclo do hábito foi sendo reelaborado. A cadeia de eventos "sair do trabalho repleta de emoções e necessidades não atendidas (gatilho) → consumo de *fast food* (comportamento habitual) → recompensa pelo trabalho, prazer e relaxamento (recompensa)" ficou clara e Sandra teve a possibilidade de entender suas necessidades e emoções não atendidas, além de observar maneiras mais eficientes de satisfazê-las.

Além disso, durante o acompanhamento de Sandra, fomos percebendo que a necessidade de *fast food* também tinha outras raízes, como, por exemplo, a própria fome física. Sandra tentava fazer dietas durante o dia e, por isso, acabava ingerindo menos alimentos do que realmente precisava. Isso a levava a ter uma fome tão intensa ao final da tarde que seu próprio organismo sinalizava a necessidade de ingerir algo bastante calórico para suprir essa fome, como, por exemplo, um *fast food*. Conforme Sandra foi aprendendo a respeitar sua fome física, ela passou a diminuir a necessidade de uma refeição excessivamente grande e calórica ao final do dia.

O fato de fazer muitas dietas também alimentava este comportamento habitual (consumo exagerado de *fast food*) de Sandra. Ela costumava seguir uma alimentação bastante monótona durante o dia, permitindo-se comer apenas as refeições do cardápio ideal, determinado por ela mesma, que não lhe eram prazerosas e satisfatórias. Então, Sandra chegava ao final do dia insatisfeita com suas refeições, e sentindo mais vontade ainda de comer seu tão desejado *fast food*, alimento absolutamente abominado em sua dieta e que lhe parecia tão prazeroso. Infeliz por não poder comer o que gostaria, e já se sentindo "sem forças", Sandra acabava não resistindo ao *fast food*, e prometia que no dia seguinte faria diferente, que era "só hoje".

O que ela ainda não sabia é que estava vivendo diariamente o "ciclo das dietas", que começava com restrições alimentares durante o dia, continuava com um crescente desejo pelos alimentos que não podia comer, e terminava com ela ingerindo o alimento proibido, em meio a promessas de que era "só hoje" e que amanhã recomeçaria o dia comendo "tudo certinho". E, então, o ciclo novamente se iniciaria no dia seguinte. Conforme fomos trabalhando a importância de se "fazer as pazes com a comida", de parar de se obrigar a comer alimentos que não lhes eram apetitosos, evitando, também, "brigar" com os alimentos que considerava proibidos, Sandra começou a reaprender a comer com prazer e a descobrir o que lhe trazia bem-estar e alegria. E, assim, seu desejo intenso por *fast food* foi ficando cada vez menor, pois ela foi aprendendo a comer com prazer durante o dia e a detectar quais alimentos lhe traziam bem-estar e, também, sabor. Sandra compreendeu, então, que não tinha necessidade de comer *fast food* todos os dias, pois percebeu que eram alimentos monótonos e enjoativos para ela quando comidos com frequência.

Dessa forma, discutindo o caso de Sandra, **podemos entender, como o comportamento de comer *fast food* de maneira habitual e excessiva, na verdade, não era o problema em si, mas uma consequência de vários outros fatores, como, por exemplo, a fome emocional, a fome física negligenciada e a prática crônica de dietas.**

Observe, assim, como o nosso relacionamento com a comida é muito mais profundo do que imaginamos, e como ele pode, quando esclarecido, ser fonte de autoconhecimento ao lhe possibilitar identificar necessidades e desejos não atendidos. De fato, o comportamento alimentar disfuncional e as alterações de peso são somente a ponta de um iceberg:

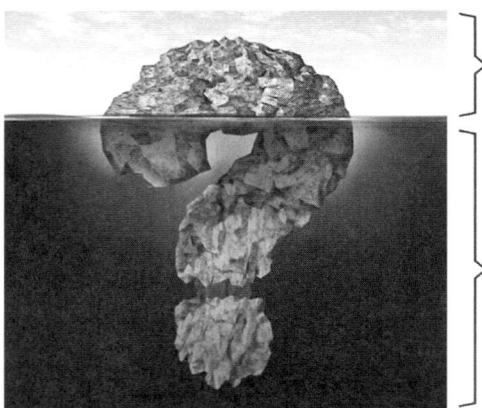

Psicomecânica alimentar: Quantidade e tipo de alimentos, horários de alimentação, privação e restrição de alimentos...

Psicodinâmica alimentar: história familiar e pessoal com a alimentação, significados da magreza e da gordura, fobias e simbolismos da comida, afetos e representações do ato de comer

Menucci, 2007

Alterações de peso e do comportamento alimentar, que são o que enxergamos em nossa vida e que nos trazem sofrimento, são apenas a ponta do *iceberg*. Observe que "embaixo dessa água" há muitas razões e fatores que precisam ser identificados e modificados para que, enfim, seu comportamento alimentar possa também mudar. Perceba que ao fazermos uma dieta estaremos apenas tentando trabalhar a ponta do *iceberg*, ou seja, o sintoma, e é por essa razão que, geralmente, as dietas não são medidas sustentáveis e consistentes em longo prazo. De outra maneira, ao mergulharmos na água, podemos então enxergar a profundidade desse *iceberg*, e só assim teremos condições de modificá-las. É este "olhar para além da superfície e o início de um mergulho nas raízes do problema" que queremos lhe proporcionar, a partir da leitura e das práticas de exercícios deste livro.

Como vai funcionar nossa caminhada juntos?

A nossa proposta é que o foco seja VOCÊ, e não o que você come ou o que precisa deixar de comer para emagrecer, ou para que não tenha mais episódios de comer disfuncional.

É importante que você pare de se fazer as mesmas perguntas, de quando a primeira opção era fazer uma dieta, e que comece a se perguntar como você se relaciona com o que você come, e qual impacto isso tem na sua vida. Assim, ressaltamos, o objetivo aqui não será abordar o que comer, mas o como e o porquê você come, desvendando e equilibrando seu relacionamento com a comida.

Para isso, utilizamos conceitos diferenciados dentro da Nutrição, como os do *Mindful Eating* (Alimentação Consciente) e da Alimentação Intuitiva (*Intuitive Eating*), que o ajudarão a reaprender a ouvir seu corpo (observar e interpretar seus mecanismos internos de fome e saciedade), a fazer as pazes com a comida, a resgatar o prazer de comer, a se conhecer, a se aceitar, a resgatar sua autonomia alimentar e a desenvolver um senso crítico em relação às informações sobre Nutrição e os modismos que a acompanham.

Para as atividades aqui propostas, também combinamos técnicas e ferramentas da Terapia Cognitivo Comportamental para Nutrição e do *Coaching*, favorecendo, assim, o autoconhecimento, a ampliação da consciência sobre si e o despertar da intuição (autonomia alimentar).

A partir do conjunto desses conceitos e técnicas, sistematizamos o **Método ACI,** caracterizado por um processo de compreensão e mudança do seu relacionamento com a comida, sendo constituído por **três etapas** e desenvolvido ao longo de **9 semanas**:

1) Autoconhecimento: semanas 1 a 3

Na primeira etapa do processo, vamos mergulhar na sua história de vida e no relacionamento que você construiu com os alimentos. Vamos entender por que o seu peso se modificou; por que alguns alimentos lhe despertam tantas sensações; por que você sente que não tem "controle" sobre o que come; por que você se sente refém da comida. São muitos os porquês que o levarão a entender como é seu relacionamento com a comida atual.

2) Consciência: semanas 4 a 6

A partir de tudo que você for descobrindo sobre seu relacionamento com a comida durante a primeira etapa do processo, você poderá compreender e trabalhar as causas e raízes que o levam aos comportamentos alimentares disfuncionais. Em outras palavras, iremos ajudar a trabalhar o que está por baixo do comer emocional, e como desconstruir pensamentos disfuncionais sobre alimento (mentalidade de dieta); a aprender a estabelecer uma relação mais positiva com seu corpo; a restabelecer sua conexão com os sinais do seu corpo.

3) Intuição: semanas 7 a 9

Conforme você for trabalhando as raízes e causas do seu comportamento alimentar disfuncional, passaremos a focar na descoberta e no desenvolvimento da sua habilidade de se conectar com seu corpo. Você irá, pouco a pouco, aprendendo a detectar o que lhe faz bem e o que lhe faz mal, o que sacia sua fome e o que não sacia, o que lhe traz sintomas físicos e o que não traz. Você passará a recuperar sua autonomia alimentar, isto é, o seu poder de estar no comando da sua alimentação, e reaprender a fazer escolhas que fazem bem para o seu corpo e para sua alma, com base nas suas percepções e experiências com a comida, não sendo guiado mais por regras e modismos alimentares.

Entendendo uma nova forma de ver a comida

No decorrer deste livro, ao explorarmos essa maneira diferente de perceber a relação com a comida, vamos trabalhar na perspectiva para que você possa viver em um cenário em que é possível viver em paz com os alimentos, saboreando-os com prazer, com a sensação de não estar apenas saciado, mas também satisfeito. Por isso, você, frequentemente, vai se deparar com a expressão "Alimentação Consciente e Intuitiva".

Na verdade, é necessário esclarecer que não existe na comunidade científica a terminologia "Alimentação Consciente e Intuitiva". Este termo nada mais é que a junção que acabou ocorrendo de tanto falarmos das duas linhas filosóficas com as quais trabalhamos: a Alimentação Consciente e a Alimentação Intuitiva. De tanto falarmos dessas duas linhas, a terminologia informal "Alimentação Consciente e Intuitiva" acabou nascendo.

A Alimentação Intuitiva (do inglês, *Intuitive Eating*) é uma forma de ver a alimentação baseada na premissa de que se reconectar com os sinais naturais do corpo (fome/saciedade) é uma forma mais efetiva de se manter saudável do que viver em dietas. É um processo que tem o objetivo de criar um relacionamento saudável entre comida, corpo e mente. Esta corrente de pensamento foi descrita pelas autoras Evelyn Tribole e Elyse Resch, em seu livro *Intuitive Eating: a revolucionary program that works*, primeiramente em 1996, e cuja terceira edição foi lançada em 2012. O método descrito pelas duas autoras americanas tem 10 princípios que promovem o alimentar-se guiando-se pelos sinais do corpo, como fome e saciedade, além de incentivar o fazer as pazes com a comida (permitindo-se comer de tudo, sem privações e restrições), o recuperar o prazer de comer e o focar na própria sensação de bem-estar e na saúde. A AI se apresenta como uma forma positiva e natural de comer, sendo também chamada por alguns autores como "comer normal" (VAN DYKE; DRINKWATER, 2014).

Já a Alimentação Consciente (do inglês, *Mindful Eating*) é muito mais do que uma linha teórico-prática dentro da área comportamental da nutrição, como é a Alimentação Intuitiva. O *Mindful Eating* é uma filosofia de vida, proveniente do *Mindfulness* (em português, Atenção Plena), uma filosofia que promove o viver no presente, com atenção e aceitação, com curiosidade e sem julgamento. O *Mindful Eating* traz esses mesmos princípios para o nosso comer. Alimentar-se de uma forma *Mindful* significa comer com atenção, explorando o momento, descobrindo os sabores, sem julgar o alimento e a experiência, e aprendendo sobre sua relação com o corpo e a comida.

Trabalhamos com o *Intuitive Eating* e o *Mindful Eating*, pois eles se complementam e fornecem uma poderosa e libertadora forma de se relacionar com a comida. Por meio dessas linhas, é possível promover a busca pela compreensão do relacionamento com a comida, pelo despertar da consciência sobre os comportamentos alimentares disfuncionais e suas raízes e pelo renascer da sua intuição (ou autonomia) para se alimentar de maneira tranquila, respeitando seu corpo e vivendo em paz com a comida.

Como tirar o máximo de proveito da leitura e dos ensinamentos deste livro?

O método ACI consiste na sistematização dos conceitos da Alimentação Consciente e Intuitiva, de forma a conduzi-lo, por meio da utilização de uma série de ferramentas, em um processo de ampliação da consciência sobre o seu relacionamento com a comida e com seu corpo. Esta sistematização é fruto de muitos estudos, cursos, leituras e incontáveis horas de trocas, tanto em nossos consultórios com nossos queridos pacientes-clientes que gentilmente nos ensinam, quanto em reuniões e intercâmbio entre nós – as autoras que lhe escrevem – ao longo de quase quatro anos de trabalho intenso.

Nosso intuito com este livro é proporcionar a você uma série de reflexões sobre seu comportamento alimentar, bem como com sua imagem corporal, favorecendo o início do restabelecimento da sua conexão com seus sinais internos de fome, saciedade, estimulando um comer normal, flexível, livre de culpa, vergonha ou medo.

Para que seu aproveitamento seja potencializado, sugerimos que se dedique a exercitar, ao longo destas páginas, a escrita terapêutica, compro-metendo-se, semana a semana, a investigar-se de forma amorosa, compassiva, não julgadora, aberta e curiosa, encarando esse desafio com um desconforto gostoso, como uma expedição exploratória em seu próprio universo.

Não por acaso, pensamos na publicação deste material no formato de livro de exercícios. É justamente para que você possa, aos poucos, semana a semana, ir entrando em contato e "digerindo" os novos paradigmas aqui apresentados, pois, ao longo dos nossos anos de experiência com a abordagem, percebemos que tais conceitos são muito mais facilmente assimilados quando vividos na prática e não apenas trabalhados em nível cognitivo. Em vez de racionalizar, permita-se viver, permita-se testar em si mesmo o que aqui expomos. Você não tem nada a perder!

O nosso convite é para que não leia o livro na íntegra, de uma só vez. Dedique-se a "degustá-lo", em doses homeopáticas, mesclando a teoria com a prática no seu cotidiano, semana a semana, registrando suas percepções e reflexões, quantas vezes forem necessárias.

Contudo, ressaltamos que os ensinamentos aqui transmitidos não substituem o tratamento com um nutricionista especializado em comportamento alimentar. Com o conteúdo aqui presente, muitas luzes poderão ser jogadas sobre as suas questões com a alimentação, e você poderá ampliar muito seu olhar sobre as prováveis razões de você não estar vivendo em paz com a comida. Mas é provável, também, que você identifique que precisa de ajuda mais individualizada para guiá-lo em seu processo, tanto de um nutricionista especializado quanto de um psicólogo ou outro profissional da área. Se isso acontecer, não hesite em buscar apoio!

Comprometendo-me comigo mesmo

Eu, ...,
me comprometo e me dou a permissão para experimentar vivenciar uma maneira diferente de me relacionar com a comida e com o meu corpo, sem restrições, proibições ou privações.

Me comprometo a me respeitar, honrar a minha fome, estar atento(a), consciente e presente nos momentos de comer, buscando sentir prazer ao me alimentar sem culpa.

Já não estou mais disposto(a) a fazer loucuras com meu corpo e com a minha saúde. E, por isso, me comprometo a colocar como prioridade em minha vida o meu completo bem-estar, incluindo o físico, o psíquico, o emocional e o social.

Neste momento, eu me permito olhar para a minha história e para o meu comportamento alimentar de uma maneira que eu talvez nunca tenha feito antes, com coragem, compaixão, gentileza, amor e respeito.

E, sim, eu estou disposto(a) a recontar a minha história com a comida para me curar!

A partir de hoje, eu me comprometo a utilizar os alimentos para me nutrir por completo e não mais para me punir, me machucar ou me anestesiar. Eu quero e mereço me sentir livre! Quero e mereço me sentir leve! Eu quero e mereço viver em Paz com a Comida.

Assinado:

Data:

É muito interessante o que vocês falam, mas isso não é para mim, eu preciso viver sob rédeas...

Não é incomum ouvirmos frases como essas: "É muito bacana tudo isso que você fala de viver sem dietas, de viver em paz com a comida, mas sinto que isso não é pra mim". Ou "você não entende, meu corpo é diferente, ele não responde... se eu viver sem dietas, não vou conseguir parar de comer... preciso viver nas rédeas mesmo".

Primeiramente, colocamos que acreditamos que cada pessoa é livre para comer da maneira que bem preferir. Fazer dietas, não fazer dieta, seguir regras, não seguir regras, isso depende de você, e, dentro de cada condição, cada pessoa é livre para se alimentar da maneira que preferir e puder.

Porém, em segundo, precisamos lhe dizer que entendemos sua angústia. Sim, é muito angustiante viver sentindo que se é refém da comida, e que é muito difícil estar ao redor dela. Entendemos quando você diz que, quando se mantém fora da dieta, você se sente descontrolada(o) e sem limites para comer. Mas queremos lhe propor algumas reflexões e o faremos por meio de algumas analogias.

Imagine um adolescente, que vai para uma festa *rave* e fica três dias direto acordado no pique da festa. Quando ele volta para casa, ele dorme por três dias inteiros. Agora me responda: você diria que ele é dorminhoco? Que ele é preguiçoso? Que ele tem sono demais?

Agora, trazendo essa analogia para o mundo das dietas. Será que os seus momentos de descontrole não são apenas uma compensação que vem depois do controle? Digo, será que seus momentos de exagero alimentar não são simplesmente uma resposta por você estar tentando restringir e proibir alimentos? Como o adolescente dorme por três dias depois de ficar três dias acordado?

Continuando na linha da analogia, imagine um adolescente que se diz ter sempre muito sono, que não consegue se manter acordado e concentrado nas aulas, e que chega a dormir muitas e muitas horas direto, constantemente, se deixar. Você simplesmente assumiria que ele é uma pessoa preguiçosa e o faria se manter em uma disciplina repleta de despertadores? Ou, de repente, você procuraria ajuda de algum profissional para entender o que está por trás do sono – sendo de repente até uma questão emocional?

Será que sua relação com a comida também não pode ser só um sintoma? Será que, assim como o sono do adolescente, que possivelmente tem uma causa e que precisa ser explorada, o seu comer também não tem um significado? Será que não há uma relação emocional com os alimentos? Será que o comer te traz conforto, alegria, e vários outros sentimentos?

Assim, precisamos lhe dizer com muita veemência: você não é uma pessoa descontrolada. Se você deseja viver na vida de dietas, e isso faz sentido para você, tudo bem, cada um é livre para escolher. Agora, não pense que a dieta é a única opção para você, por achar que não pode viver sem regras. Você pode, sim, se libertar das dietas, começar a traçar um caminho de descoberta (é preciso entender o que esse "sono" todo – analogia para o descontrole – significa), fazer as pazes com a comida, redescobrir o que seu corpo realmente pede e viver em paz com a comida.

Parte 1

Semanas 1 a 3

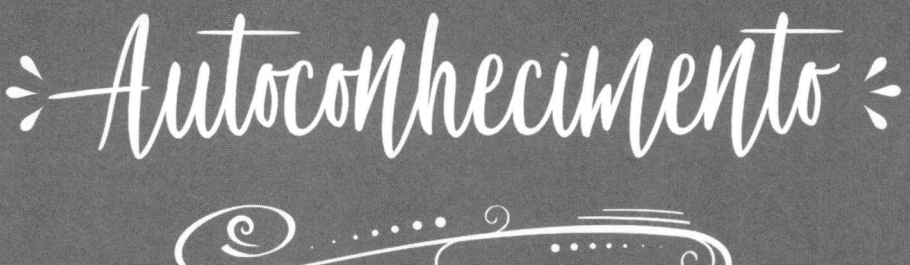

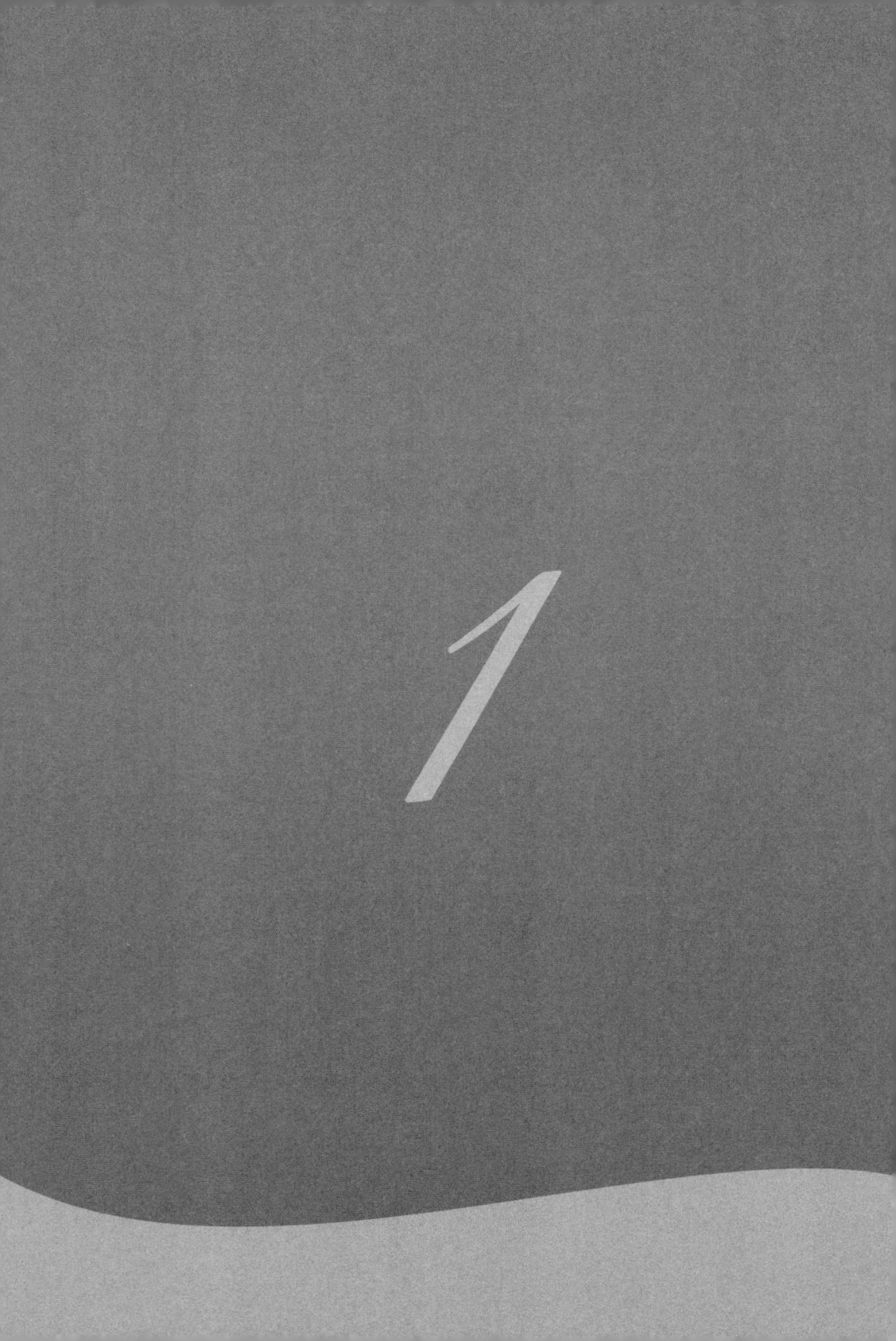

Semana 1

Como é meu relacionamento com a comida hoje?

Iremos iniciar essa jornada entendendo como é seu relacionamento atual com a comida. É um relacionamento leve e tranquilo? Você costuma sair da mesa saciado e satisfeito, feliz com sua refeição? Você fica em paz com suas escolhas alimentares e se sente disposto e bem nutrido? Você sente que "sabe" comer e não tem ansiedade quanto a isso?

Ou seu relacionamento com a comida é um relacionamento tumultuado, permeado por culpa, ansiedade e vergonha ao comer? Existem momentos em que você sente que é "refém da comida", isto é, que ela tem controle sobre você? Você sente ansiedade nos momentos em que há comida ao seu redor, pois tem medo de não conseguir se controlar (por exemplo, ter uma *bombonière* no seu escritório)? Sente que perde o controle e come até se sentir muito cheio em alguns momentos? Algumas vezes você "precisa" urgentemente comer determinado alimento, e não fica tranquilo até comê-lo? Você sente culpa após comer alguns alimentos? Por mais que faça muitas dietas, você acredita que nada dá certo? Você pensa que não consegue "comer certinho"?

Você costuma classificar seus dias como bons ou ruins conforme o que você comeu? Você observa que na grande maioria dos dias você se sente mal por causa do seu comportamento alimentar?

Se você se identificou com os questionamentos do parágrafo acima, tenha calma e respire fundo. Já adiantamos que você não tem um problema de disciplina e nem te falta força de vontade. Como vimos, o comportamento alimentar disfuncional é apenas um sintoma, a ponta do *iceberg*. E, a partir de agora, você tomou a decisão de retirar os óculos de autocrítica e ter um olhar mais compassivo consigo mesmo, buscando entender o que realmente está por debaixo da água neste *iceberg*. Vamos mergulhar?

Começando a entender o seu relacionamento atual com a comida: o que lhe traz sofrimento na sua alimentação?

Frequentemente, quando falamos sobre alimentação, nos detemos em explorar o que comer e o que não comer, e aprendemos ou ensinamos sobre dietas x e dietas y, mas raramente dedicamos tempo para entender como é nosso comportamento alimentar, o que realmente nos incomoda e como nos sentimos em relação a isso. *O que é que mais lhe incomoda hoje na sua alimentação?*

Ao recordarmos o caso de Sandra, seu maior incômodo com a alimentação era se sentir "viciada" em *fast food, sentir* que não tinha controle perto dele. Isso a fazia se sentir uma pessoa indisciplinada, e ela sentia que seu valor como pessoa era diminuído, o que a fazia sofrer muito consigo.

Já no caso de Paula, sua maior preocupação era que não podia ter doces em casa ou perto de si, pois sentia que era alguém que "não sabia comer doce" e sempre exagerava, geralmente, comendo até o fundo do pote. Segundo ela, isso a fazia se sentir como uma pessoa descontrolada e inferior aos outros por não conseguir "resistir". Ela já havia tentado várias estratégias para mudar essa situação, como, por exemplo, não ter em casa nenhum tipo de doce ou alimento que ela considerava "perigoso". Mas, mesmo mantendo a casa sem "tentações", acabava, em alguma ocasião, saindo para comprar doces e saciar a vontade voraz que a consumia por alguns momentos. E, quando acontecia, ela se sentia péssima e fraca.

Ângela, diferentemente de Paula, tinha mais inclinação por salgados, e dizia que seu problema era que não conseguia parar de comer. Relatava que ia almoçar e não conseguia se sentir saciada, mesmo quando já havia comido uma grande quantidade. Sempre dizia que era, na verdade, uma pessoa gulosa e "não tinha educação para comer". Relatava que se sentia exatamente assim: mal-educada, e muitas vezes tinha vergonha de comer em frente a outras pessoas, pois sentia que "moças" não deveriam comer assim. Uma estratégia que utilizou para lidar com isso foi pedir ao marido que a controlasse e não a deixasse comer tanto. Porém, hoje se arrependeu dessa decisão, pois, no momento em que seu marido intervém, ela se sente com raiva por ele não a deixar comer. Ângela se sente infeliz e não entende como "todo mundo consegue, menos ela".

Raquel apontava, durante as sessões, que seu maior sofrimento era se ver como uma pessoa compulsiva, pois vivia episódios de compulsão alimentar, isto é, em alguns momentos da semana, ela tinha uma grande sensação de descontrole e consumia uma quantidade gigantesca de comida, chegando, em certa ocasião, a comprar e consumir um cento de brigadeiros e dois pacotes de bolacha recheada de uma só vez. Raquel dizia que se sentia como uma viciada, já tendo, inclusive, evitado ir a eventos sociais, pois achava que não conseguiria se controlar diante da comida e se sentiria muito envergonhada.

E você? O que lhe incomoda na sua alimentação? Nesse momento, reflita novamente nas perguntas levantadas no segundo parágrafo deste capítulo e escreva abaixo "**O que lhe incomoda hoje na forma como você se alimenta? E como você se sente em relação a isto?**". Aqui lhe pedimos que você olhe para si com um olhar de compaixão e sem julgamentos. Esse é um espaço de aprendizado, e você está investigando, com curiosidade e paciência, o que acontece entre você e a comida.

....

....

....

....

....

Certo. Agora você já descreveu o que o(a) incomoda no seu comportamento com a comida e como isso o(a) faz se sentir. Sabemos que pode ser bastante difícil olhar para estas questões, mas a mudança só é possível quando realmente entendemos o que nos incomoda, e por que esse comportamento de que não gostamos continua se repetindo. Trazendo novamente as reflexões da autora Sylvie Batlle: quando fazemos repetidamente algo que nos incomoda ou nos machuca, mas não conseguimos parar de fazê-lo, precisamos entender por qual razão fazemos isso. *Será que esse comportamento tão incômodo não traz algum benefício para sua vida?*

Vamos continuar, então, nesse processo de investigação das causas do seu comportamento alimentar disfuncional passando para um segundo exercício: o **questionário "Como está seu relacionamento atual com a comida?"**

Sendo assim, leia cada uma das situações trazidas nele e reflita se elas acontecem em sua vida atualmente ou não, se você se identifica com elas ou não. E, caso essa situação ocorra "às vezes", preencha com SIM.

Questionário:

Como está seu relacionamento atual com a comida?

Parte 1	Sim	Não
Eu evito propositadamente comer alguns alimentos, como alimentos fonte de gordura, carboidrato ou calorias.		
Mesmo que eu tenha desejos por algum destes alimentos, eu tento evitá-los.		
Eu tenho medo de ter doces (ou outro alimento) em casa, pois sinto que não consigo me controlar perto da comida.		
Fico ansioso(a) quando vou a eventos como aniversários ou casamentos, em que há comida em abundância.		
Eu sigo regras alimentares que ditam o que, quando e como comer.		
Eu faço minhas escolhas alimentares conforme o que eu acho mais "saudável", não considerando o que eu realmente tenho vontade.		
Eu me sinto culpado se eu como algo que considero "não saudável" ou que não estava planejado.		
Eu tenho sentimentos como culpa, medo ou vergonha ao comer		
Parte 2	**Sim**	**Não**
Eu como quando me sinto emotivo (ansiedade, tristeza, depressão), mesmo que eu não esteja fisicamente com fome.		
Eu como quando estou entediado, mesmo quando não estou fisicamente com fome.		
Eu não consigo parar de comer, mesmo quando já me sinto saciado.		
Eu como quando me sinto sozinho, mesmo que eu não esteja com fome.		
Eu uso a comida para me ajudar a lidar com minhas emoções negativas.		
Eu como quando estou estressado, mesmo que não esteja com fome.		

Parte 3	Sim	Não
Eu tenho dificuldade em identificar minha saciedade.		
Eu tenho dificuldade em identificar minha fome.		
Eu paro de comer somente quando o prato fica limpo.		
Eu como porque está na hora de comer (por exemplo, de 3 em 3 horas, ou porque é hora do almoço).		
Eu tenho dificuldade em confiar no meu corpo para me dizer o quanto comer, e não preciso seguir regras externas.		

Fonte: Traduzido e adaptado do livro *Intuitive Eating* (TRIBOLE, E.; RESCH, 2012).

Primeiramente, é importante destacar que esse questionário não tem funções diagnósticas. A partir dele, NÃO é possível tirar uma conclusão objetiva sobre suas questões alimentares. Porém, ele o(a) norteará na compreensão das causas e gatilhos do seu comportamento alimentar disfuncional, isto é, de toda aquela parte do *iceberg* que está debaixo da água.

Observe que esse questionário tem três partes, que se referem a três possíveis fatores causadores do seu comportamento alimentar disfuncional, que iremos trabalhar no decorrer deste livro:

A primeira parte refere-se à **mentalidade da dieta**, isto é, se você marcou muitas opções 'SIM' nesta área, isso pode indicar que você vive sob a pressão de muitas regras para se alimentar (como, por exemplo, comer de 3 em 3 horas, não comer carboidrato, evitar glúten, não comer pão, cortar o arroz... Reconhece essas regrinhas?) e isso pode estar contribuindo para intensificar seu comportamento alimentar disfuncional.

Dizem que informação liberta, porém, no que se refere à comida, tem-se visto muito aprisionamento. Em primeiro lugar, porque muitas dessas regrinhas utilizadas para guiar nossa alimentação não são verdadeiras (e você vai saber mais sobre isso na Semana 5). Em segundo lugar, porque essas regrinhas acabam se tornando grandes controladoras do nosso comer, e acabam provocando culpa e vergonha quando quebradas.

A verdade é que a classificação de alimentos em proibidos e permitidos pode influenciar negativamente na maneira como nos relacionamos com a comida. Vários autores já têm demonstrado que a proibição alimentar leva a um desejo aumentado pelo alimento proibido, e esse desejo aumentado aumenta nossa tendência de comer esse alimento de forma exagerada em um momento oportuno.

Esse era o caso da Bianca. Quando ela chegou ao consultório, seu principal incômodo em relação à alimentação era sentir que tinha um problema com o doce. Dizia que, diariamente, propunha-se a passar o dia sem comer doces, porém, logo após o meio-dia, "perdia o controle" e acabava cedendo e comprando diversos doces diferentes, consumindo-os de uma maneira compulsiva. Bianca se sentia frustrada com a sensação frequente de ser uma pessoa descontrolada e triste, pois sentia que isso a impedia de controlar seu peso.

Ao trabalharmos juntas qual seria a raiz desse comportamento, utilizando, como uma das ferramentas, o questionário trazido aqui anteriormente, percebemos que a **mentalidade da dieta** era uma das principais causadoras do seu comportamento compulsivo com doce. Sem perceber, Bianca vivia o **ciclo das dietas**, composto por alguns pensamentos controladores e errôneos, que faziam com que ela vivesse repetidamente o mesmo comportamento. Assim, a raiz do "problema com doce" de Bianca não era falta de força de vontade ou de disciplina. O comportamento compulsivo com doce era apenas a ponta do *iceberg*, por baixo, havia uma série de pensamentos controladores e errôneos a respeito de comida que faziam com que ela continuamente perpetuasse esse ciclo. Conforme fomos trabalhando o "fazer as pazes com a comida", isto é, parar de brigar com os alimentos e se permitir comer doce com prazer e alegria, Bianca passou a não se sentir mais refém do doce, e o doce passou a fazer parte de sua rotina de uma maneira equilibrada e leve.

Se você marcou muitas opções 'SIM' na parte 1 deste questionário, é possível que você também viva a **mentalidade da dieta**, e esses pensamentos controladores podem estar alimentando seu comportamento alimentar disfuncional. Será que você se sente "viciado" em algum alimento justamente por ele ser considerado um vilão em sua vida? Você sente culpa ao comer alguns alimentos?

Nós trabalharemos isso juntos nas próximas semanas (em especial na Semana 5), mas aproveite este momento para fazer uma breve reflexão sobre isso: **Você sente que vive sob a mentalidade da dieta? Sente culpa ou vergonha após comer determinado alimento? Classifica os alimentos em saudável e não saudável?**

....

....

....

....

....

....

....

....

....

....

A segunda parte do questionário refere-se ao **comer emocional disfuncional**. Ou seja, aquilo que acontecia com Sandra, caso citado anteriormente, nos momentos em que saía do trabalho.

O comer emocional disfuncional era também o caso de Melissa, que chegou ao consultório relatando ser "viciada" em refrigerante. Segundo ela, não conseguia passar nenhum dia sem ingerir refrigerante, e nem o tomar em quantidades não exageradas, e isso a incomodava, pois sentia que era uma questão diretamente ligada ao seu peso. Ela mesma já havia feito várias tentativas de retirá-lo ou substituí-lo. Certa vez, enfurecida com a situação, havia tomado a decisão de que nunca mais tomaria refrigerante, porém não conseguiu manter a promessa, e isso a fez se sentir pior ainda. Em outro momento, havia tentado substituir o refrigerante por água com gás, mas isso não trouxe a ela o efeito esperado, e a tentativa do novo hábito não se manteve. Mas, afinal, o que ela esperava no refrigerante? O que ele trazia para ela? Conforme fomos investigando o que o refrigerante significava e oferecia para ela, começamos a identificar a existência de uma relação emocional.

Melissa percebeu que o consumo do refrigerante ocorria geralmente à noite, momentos em que se sentia frustrada ou entediada com sua vida. O refrigerante trazia para ela um conforto e uma alegria que ela não estava encontrando em outro lugar. E, a partir dessa descoberta sobre si, Melissa pôde enfim agir na causa real do seu problema, procurando apoio para trabalhar essas emoções e necessidades não atendidas.

Com a vivência de Melissa, é possível perceber como emoções e necessidades não atendidas podem estar na raiz do seu comportamento alimentar disfuncional. Assim, novamente: você não é uma pessoa descontrolada ou sem força de vontade. Você pode estar vivendo com fomes emocionais. Será que sua obsessão por doce não é um desejo por conforto? Será que seu consumo exagerado de *fast food* não vem exatamente nos momentos em que você está cansada? Será que você não exagera nas suas porções bem nos dias em que está frustrado?

No decorrer do livro e das suas próximas semanas, iniciaremos uma investigação para entender se existem questões emocionais por detrás do seu comportamento alimentar disfuncional. Neste momento, aproveite para fazer uma breve reflexão sobre isso: **Você sente que desconta suas emoções na comida? Aproveite para refletir e descrever também sobre quais são as situações ou ocasiões mais frequentes.**

....

....

....

....

....

....

....

....

....

....

Continuando em nosso questionário, a terceira parte refere-se à **conexão com o corpo para comer**, isto é, o respeito aos sinais de fome e saciedade. Não respeitar esses sinais pode estar no cerne dos seus problemas com a alimentação. Vimos, também, que esse era o caso de Sandra. Como ela não atendia seus sinais de fome e saciedade durante o dia, ela acabava chegando em casa após o trabalho em um estado muito intenso de fome, que chamamos de faminto. E esta era uma das grandes razões para o consumo frequente de *fast food* após o trabalho de Sandra. Quando ela passou a compreender e respeitar sua fome durante o dia, a necessidade da busca constante por *fast food* foi desaparecendo.

Se você marcou muitas opções 'SIM' nessa área do questionário, é possível que você não esteja ouvindo ou respeitando os sinais de fome e saciedade do seu corpo, e isso pode estar na causa do seu comportamento alimentar disfuncional. Será que você sente que precisa comer muito simplesmente porque está com fome? Será que você chega ao final do dia ávido por doces porque passou o dia ignorando sua saciedade? Será que você sente que precisa beliscar muito durante o dia porque está com fome? Descobriremos mais sobre isso nas semanas a seguir, mas aproveite este momento para fazer uma breve reflexão sobre isso: **Você percebe no dia a dia sua fome e a saciedade? Você as respeita?**

Por meio deste questionário e das reflexões feitas neste capítulo, é possível que você já tenha uma ideia do que está por trás do seu comportamento alimentar disfuncional: São pensamentos de dieta? Emoções? Desconexão com o corpo? Todas essas possibilidades? No decorrer deste livro, e das suas próximas semanas, daremos seguimento a esta investigação.

Para esta primeira semana, deixaremos algumas atividades para que você inicie, na prática, sua investigação do seu comportamento alimentar. Começaremos com a observação de dois dos mais importantes sinais do seu corpo: **a fome e a saciedade**.

Não é falta de força de vontade, é fome!

Escutamos com frequência no consultório relatos de pessoas dizendo que conseguem manter a dieta até a metade do dia, ou da semana, mas que chega um ponto, como, por exemplo, à noite ou ao final de semana, em que elas não conseguem mais manter a "alimentação correta" e perdem o controle. "Falta força de vontade", elas dizem. Frente a isso, parafraseamos as autoras do livro *Intuitive Eating*: *"Não é falta de força de vontade, é fome!".*

Como coloca a historiadora Louise Foxcroft, em seu livro a *Tirania das Dietas*, há mais de 2.000 anos, diferentes dietas que restringem algum alimento ou nutrientes são promovidas como fórmulas para a perda de peso, sempre colocando a importância de se ter força de vontade e disciplina, e sempre com pouco sucesso. A verdade é que, se não há ingestão suficiente de energia, ou seja, se você embarca em uma dieta que não dá para o seu corpo alimento em suficiência, você se mantém em estado de fome, e o desenvolvimento de episódios em que você come exageradamente ou tem compulsões alimentares tende a acontecer, não se tratando, de maneira alguma, de uma questão de força de vontade. É simplesmente físico! Se o organismo não está recebendo combustível suficiente, ele aumentará seus sinais de fome por meio da ativação de cascatas bioquímicas – como, por exemplo, na liberação de grelina, o hormônio da fome, pelo estômago e na liberação cerebral de neuropeptídeo Y, que aumenta a procura por carboidratos quando há situação de deficiência calórica –, o que o(a) tornará ávido(a) por comida, fazendo com que você acabe comendo de maneira exagerada ou até mesmo compulsiva.

Pessoas que vivem nesse ciclo que oscila entre comer pouco e episódios de comer com exagero acabam tendo mais chance de ganhar peso. Segundo Ciampolini e colaboradores (2010), o não reconhecimento e o respeito ao sinal da fome poderia ser uma explicação para as crescentes taxas de obesidade. Assim, se você conseguiu se manter dentro da dieta durante o dia, mas chega à noite e sente que precisa comer aquilo que estiver na sua frente, talvez não seja falta de força de vontade – pode ser que, simplesmente, você esteja se mantendo em estágio de fome!

Dessa forma, reaprender a detectar o sinal da fome, bem como sua graduação (os níveis de fome), e a respeitá-lo é um passo essencial para reaprender a oferecer ao organismo combustível em suficiência, o que pode estar associado à manutenção de um peso adequado e à prevenção de quadros de compulsão alimentar. O estudo conduzido por Madden (2012) com 1.601 mulheres na Nova Zelândia observou que comer em resposta aos sinais de fome e saciedade foi relacionado à manutenção de um peso adequado. Mas por que isso acontece?

O sinal da fome é enviado para avisar-lhe que seu corpo precisa nova-mente de alimento, então ele representa o **QUANDO devemos comer**. Vários processos bioquímicos, extremamente afinados, estão ligados a esse sinal. O nível de distensão e completude do seu estômago é avaliado, os níveis das suas reservas energéticas são mensurados e as necessidades nutricionais do seu corpo são contabilizadas por diversos sinalizadores do nosso organismo, e, então, o sinal da fome é enviado indicando que, sim, está na hora de comer. Um dos principais mecanismos, bastante importante nesse processo, é a liberação do hormônio grelina, que ocorre quando o estômago começa a ficar vazio. A grelina, por sua vez, irá avisar o hipotálamo, uma região cerebral, de que é preciso ocorrer ingestão de mais alimento, e, assim, sentimos fome.

Diante disso, não acreditamos naquela antiga e famosa fórmula de comer de três em três horas, uma vez que ela não respeita nossos sinais internos de fome, o nosso organismo e nossa individualidade. Será mesmo que haveria uma única fórmula que caberia para todas as pessoas do mundo?

Respeitar a fome é como respeitar o sinal de eliminação da urina. Quando o organismo precisa esvaziar a bexiga, ele nos envia um sinal, a "vontade de fazer xixi", e vamos ao banheiro, certo? Não precisamos estipular que devemos ir a cada x horas. Nós simplesmente seguimos este sinal e vamos ao banheiro. Com o processo do comer, ocorre de forma similar: não há necessidade de estipularmos que devemos comer a cada x horas. Ao contrário, podemos reaprender a perceber nosso sinal de fome e utilizá-lo para guiar nossa alimentação. **Você consegue perceber, com facilidade, seu sinal de fome?**

Cada pessoa percebe seus sinais corporais de uma forma, por isso não há fórmula padrão que dite como se manifesta a fome. Alguns dos sinais mais comuns são: a sensação de vazio no estômago; borbulhos suaves ou barulhos de roncar no estômago; leve dor de cabeça; dificuldade em se concentrar; dor de estômago; sentir-se fraco; irritabilidade. **E você? Como sente a fome?**

Quanto devemos comer? A saciedade

Algumas das grandes dúvidas que recebemos em nossos consultórios são "Quanto devo comer? Como saber qual a porção ideal de cada alimento? Como saber quando parar de comer?" E a isso respondemos: o sinal da saciedade é a maior referência para a quantidade de alimento a ser consumida em cada refeição. Portanto, identificar o sinal da saciedade, entender como ele se manifesta em seu corpo e respeitá-lo são passos que o(a) levarão a entender o **quanto você precisa comer**.

Assim como explicado no caso da fome, vários mecanismos extremamente controlados estão envolvidos na manifestação da saciedade. Um deles é a própria atuação da grelina, o hormônio da fome, já mencionado anteriormente. Este hormônio é liberado quando nosso estômago está ficando vazio, levando-nos a sentir fome. Assim, conforme damos seguimento à nossa refeição, e o estômago começa a se encher, os níveis de grelina começam a diminuir e a nossa fome vai sendo suprimida! Há também outro mecanismo de regulação da saciedade, que envolve o hormônio GLP-1. Quando a comida ingerida começa a ser digerida no estômago e chega ao nosso intestino, ocorre a liberação deste hormônio, que sinaliza ao cérebro que já podemos parar de comer. Estes e outros mecanismos compõem uma delicada e orquestrada sinfonia que nos avisará, então, quando é o momento de interromper a refeição.

Você tem facilidade em perceber o sinal de saciedade em seu corpo? É comum que haja uma certa dificuldade em reconhecer a saciedade, e isso pode ocorrer em função de você estar acostumado a controlar sua alimentação externamente. Ou seja, quando se tem em mente que só se deve parar de comer quando o prato está "limpo", ou quando se julga que comeu a porção certa. Por isso, para retomarmos a reconexão com esta sensação de saciedade, é preciso fazer uma investigação de como esse sinal é sentido por você! Assim como a fome, a saciedade é uma sensação bastante particular. Descrições comuns da saciedade seriam: o sentimento de preenchimento do estômago; sentimento de completude; um sentimento neutro (nem de fome, nem de muito cheio). Seria uma sensação de estar confortavelmente cheio, ou, como alguns pacientes/clientes nossos diriam, de "matar o que estava me matando"!

Diante de todas estas explicações, a partir desta semana, começaremos a treinar a observação de como você sente os seus sinais da fome e da saciedade no seu corpo em seu dia a dia, o que pode ter ficado perdido ou que te cause certa confusão na percepção, ao longo das inúmeras e repetidas dietas que você possa ter feito ao longo da vida.

Atividade da primeira semana

Iniciaremos, a partir desta semana, a observação diária das suas sensações de fome e saciedade, por meio de um instrumento do tipo diário (não do tipo de diários alimentares de dietas! Mas diários de autoinvestigação!). Nele, a cada vez que você for comer (qualquer alimento, em qualquer refeição), sugerimos que você avalie qual seu nível de fome e, após comer, o quão saciado você ficou. Para isso, você pode utilizar as seguintes escalas numéricas.

A Escala da Fome

1	Faminto, sensação de fraqueza, tonto
2	Muita fome, irritado, pouca energia, estômago a fazer ruídos
3	Bastante fome, estômago começa a fazer ruídos
4	Começa a sentir fome
5	Satisfeito, sem fome não se sente cheio
6	Ligeiramente cheio
7	Ligeiramente desconfortável
8	Cheio
9	Muito desconfortável, dor de estômago
10	Tão cheio a sentir-se mal

Fonte: Adaptado de The Centre for Health Promotion and Wellness MIT Medical from You Count, Calories Don't, Ominchanski, L. (1992), para STOP CANCER PORTUGAL.

Não se preocupe se você sentir dificuldade em interpretar esses sinais, pois é comum que no começo tenhamos dificuldade. Ao longo destas semanas, você continuará prestando atenção nesses sinais para que eles se tornem cada vez mais perceptíveis para você.

A principal função deste diário é te ajudar a sair do automático no seu dia a dia. Como o autor Charles Duhigg (do livro *O Poder do Hábito*) coloca, os nossos hábitos se perpetuam de forma inconsciente, e é isso que torna difícil mudá-los. Por isso, exercitar o sair do "piloto automático", e reavaliar consistente e conscientemente nossos comportamentos, é um caminho eficiente para a mudança. Assim, cada vez que você for preencher o diário, estará dando a si mesmo(a) a oportunidade de sair do automático e de pensar sobre o que você está sentindo naquele momento.

É importante destacar que esta atividade NÃO consiste em um instrumento de controle, para você se monitorar ou se "manter na linha". Ele é um instrumento de investigação, de aprendizado, no qual você deverá se propor a ter uma postura curiosa e não julgadora, buscando entender um pouco mais de si mesmo(a). As autoras da Alimentação Intuitiva comentam que o diário deve ser visto como um "instrumento antropológico", como se você quisesse aprender e conhecer mais de como o seu eu se comporta perante a comida.

Observação: se você realmente não conseguir perceber seu sinal de fome durante o dia, não quer dizer que você não sinta realmente a fome, mas sim que você está tendo dificuldade em percebê-la. Nós não recomendamos que você fique em jejum e, por isso, para que você não entre em um processo de ficar muitas horas sem comer, e acabe ficando faminto, sugerimos utilizar, como uma espécie de orientação-guia, não ficar mais do que 6 horas (acordado) sem comer. Essa orientação se baseia no tempo máximo de digestão, absorção e uso das reservas nutricionais do nosso corpo, que fazem com que tenhamos fome, geralmente, entre 2 e 6 horas após cada refeição. E, quando comer, faça a avaliação do seu sinal de fome antes de comer e da saciedade após comer e anote.

Vamos começar a investigação desta semana?

Diário 1

Iniciando a conexão com meus sinais de fome e saciedade

Dia da semana	Hora da refeição	Nível de Fome	Nível de Saciedade	Observações
1				
2				
3				
4				

Dia da semana	Hora da refeição	Nível de Fome	Nível de Saciedade	Observações
5				
6				
7				

"É que meu metabolismo é muito lento. Eu preciso mesmo comer pouco"

Algo que vemos muito dentro do consultório é a angústia que vem acompanhada do "ter que viver em dieta por causa do metabolismo lento". Frequentemente ouvimos, com pesar: "mas é que eu realmente preciso comer pouco, porque meu metabolismo é lento e tenho facilidade de engordar". Sim, nós concordamos que é realmente um pesar entender que você precisará passar a vida inteira se privando, pois seu corpo é "lento".

A verdade é que, sim, cada corpo funciona em uma "velocidade". Ninguém é igual a ninguém, e existem pessoas que precisam de mais "combustível" e outras que precisam de menos. Mas o que precisamos dizer aqui para você agora é: achamos inconcebível o fato de uma pessoa precisar passar fome ou se privar para manter o peso ou ser saudável.

Vem refletir aqui com a gente: Nós temos dois sinais no nosso corpo muito importantes: a fome e a saciedade, que são nossos sinais guiadores do quando e do quanto comer. Eles são regulados por várias cascatas bioquímicas que sinalizam o quanto de energia e nutrientes você precisa. Então, aqui vai a verdade: se você tem um metabolismo mais acelerado, provavelmente, você vai precisar comer mais; isto é, terá mais fome. Se seu metabolismo é mais lento, você precisará de menos combustível e, consequentemente, sentirá menos fome do que a outra pessoa. Sim, é ainda mais simples do que parece.

Na verdade, essa história de que preciso me privar ou comer pouco por causa do meu metabolismo ou tendência a engordar não só não é verdadeira, como pode o levar para o caminho contrário. Você já percebeu que quanto, mais dietas faz, mais parece cair no efeito sanfona e mais parece estar aumentando de peso? E outra: será que não é a própria restrição (dar menos combustível do que seu corpo precisa) que tem feito seu corpo ficar "mais lento"?

Agora uma verdade chocante: talvez não é força de vontade que te falte, mas talvez você viva em fome!!! E o que acontece é: privando-se de alimentos ou nutrientes, seu corpo vai aumentar muito seu desejo por comida (você fica pensando em comida), e em algum momento você acaba caindo em um episódio de comer exagerado. Sabe aquele famoso "só hoje"? É que talvez você já esteja com tanta vontade e fome que não consegue parar de comer. E aí vem aquela enganosa sensação de que, "se eu sair da dieta, não vou parar de comer". Na verdade é a própria dieta que faz você se sentir obcecado(a) por comida e o(a) leva aos momentos de exagero...

Sinceramente, não é preciso saber se seu metabolismo é lento ou rápido. Utilizando novamente uma analogia, nós não precisamos saber o quanto de xixi precisamos fazer no dia ou qual é a capacidade de armazenamento da nossa bexiga, para então calcular o quanto de xixi fazer, certo? É muito mais simples do que isso! Basta eu estar atento ao meu corpo, e, quando me vem a vontade de fazer xixi, eu vou ao banheiro! Pronto, meu corpo já está regulando isso!

Com o comer é bastante semelhante! Eu não preciso calcular qual a velocidade do metabolismo para então determinar o quanto posso comer. Na verdade, basta eu começar a me reconectar com meu corpo, e a redescobrir e respeitar meus sinais de fome e saciedade, que meu corpo já vai calcular tudo isso. Não é maravilhoso isso? Então, não importa a "velocidade" do seu metabolismo, ao se reconectar com seus sinais de fome e saciedade você vai reaprendendo a dar para o seu corpo aquilo de que ele precisa!

Tem um estudo muito bacana que avaliou o consumo de leite artificial mais diluído e mais concentrado de diversos bebês. E o que o autor percebeu é que os bebês consumiam o volume necessário para atender a fome e as necessidades nutricionais, ou seja, mamavam mais do leite diluído e menos do mais concentrado (FOMON, 1993). Incrível né? De fato, vários pesquisadores têm sugerido que os seres humanos são naturalmente equipados para usar seus sinais internos para regular o consumo de alimentos para alcançar um consumo energético balanceado (VAN DYKE; DRINKWATER, 2014).

Lembramos que aqui estamos falando do "comer normal", e não de uma nova regra. Por acaso estabelecemos para nós que somos obrigados a fazer xixi quando temos vontade? Não há vários momentos em que seguramos o xixi, ou que acabamos fazendo xixi sem ter tanta vontade (quando vamos viajar, por exemplo)? Com o comer é assim também! Vamos seguindo a fome e a saciedade porque é prazeroso saciar estes sinais (observe isso!), mas você também não precisa colocar isso como uma regra máxima do seu comer.

Pode ser mais simples! Comece a explorar seu corpo e a observar quando você comer, e o quanto você quer comer! Faça-se estes questionamentos! Você pode descobrir muita coisa bacana!

P.S.: Há muitos casos em que há dificuldade em perceber esses sinais ou respeitá-los, e isso pode acontecer por diversas razões, até mesmo patologias. Por isso, se você sentir dificuldade, não hesite em procurar um profissional nutricionista que trabalhe com esta abordagem!

No *site* <www.institutoaci.com/mapa> você pode encontrar uma lista de profissionais nutricionistas que trabalham com esta abordagem.

2

Semana 2

Como cheguei até aqui?

Iniciamos agora a segunda semana deste processo. Como foi sua primeira semana? Vamos tirar alguns momentos para realizar uma análise dessa primeira etapa. **Você conseguiu identificar seus sinais de fome e saciedade? Conseguiu respeitá-los? Quais foram os momentos de maior dificuldade? Como foi a experiência de "escutar" o corpo?**

....

....

....

....

....

....

....

....

....

....

....

....

Na primeira semana, você iniciou um processo de entender o que mais te incomoda em relação ao seu comportamento alimentar e quais as possíveis raízes desses comportamentos disfuncionais. Por meio do questionário "Como está seu relacionamento com a comida", foi possível detectar em qual(is) área(s) do seu relacionamento com a comida existem pontos a serem trabalhados. Seriam pensamentos de dieta muito fortes? Uma relação emocional com a comida? Uma desconexão com os sinais de fome e saciedade?

Nesta semana, iremos iniciar uma investigação para entender como sua relação com a comida foi se desenvolvendo até aqui. **Como você chegou até aqui? Você sempre se incomodou com a maneira como você se alimenta? A alimentação sempre foi um problema em sua vida? Quando a comida passou a ser um ponto de sofrimento para você? Quando seu corpo passou a ser visto como errado? Quando você parou de gostar de você mesmo?**

Segundo as autoras da *Alimentação Intuitiva*, o corpo intrinsecamente "sabe" o que e o quanto comer para manter a saúde e o peso equilibrados e todos os seres humanos nascem equipados e conectados com esse sistema. É só olharmos a forma como os bebês se alimentam para entendermos que isso é verdade. Eles "intuitivamente sabem" se alimentar, isto é, quando estão com fome, sentem um desconforto e choram pelo leite; ao receberem o leite da mãe, começam a matar sua fome e mamam apenas até ficarem saciados, mesmo se deixados ao peito da mãe por longos períodos. Um estudo muito interessante avaliou o consumo por bebês de leite artificial diluído e concentrado e percebeu que os bebês consumiam sempre apenas o volume necessário para atender a fome e as suas necessidades nutricionais, mamando um volume maior do leite diluído e um volume menor do mais concentrado (FOMON, 1993).

Evelyn Tribole e Elyse Resch (2012) explicam que, se incentivados durante a vida a respeitarem esses sinais físicos para se alimentar, os bebês teriam mais chances de manterem um peso e indicadores de saúde adequados, bem como um bom relacionamento com a comida. Nesse mesmo sentido, Macpherson-Sánchez (2015) observa que pessoas que mantêm o mesmo peso durante a vida parecem responder aos seus sinais fisiológicos de fome e saciedade. O estudo de Denny *et al.* (2013) com 1.031 adultos também observou que aquelas pessoas que reportaram confiar em seu corpo para lhes dizer o quanto comer tinham menor chance de praticar dietas e de desenvolverem comportamentos disfuncionais com a comida, como compulsão alimentar.

Mas por que estamos tão desconectados dos nossos sinais de fome e saciedade? Segundo as autoras da *Alimentação Intuitiva*, diversas "interferências" durante a vida de um indivíduo poderiam influenciar para que houvesse uma "desconexão" com esses sinais. Um exemplo muito comum já durante a infância é o precisar "limpar o prato", que faz com que a criança já receba a mensagem de que não é importante confiar na saciedade, mas sim se guiar pelo servido no prato (um indicador externo). O ato de receber um doce toda vez que chora também pode influenciar na percepção de fome da criança, pois ela pode começar a aprender que a comida é uma forma de confortar nossas dores e angústias. Outro exemplo de interferência na infância ou adolescência é a prática de dietas, seja por pressão do grupo, por determinado tipo de aparência ou *bullying*, ou por preocupação dos pais por questão de saúde, o que ensina a criança ou o adolescente a não confiar nos sinais do seu corpo, mas seguir orientações externas para se alimentar.

Na verdade, a percepção de que seu corpo é errado tem sido vista como um forte fator de risco para um relacionamento ruim com a comida, tendo em vista que nos sentirmos insatisfeitos com nossos corpos nos faz buscar medidas rápidas e nem sempre saudáveis para a perda de peso. Segundo a autora Ann Macpherson-Sánchez (2015), o desenvolvimento do conceito de precisarmos estar no "peso ideal" foi o início do crescimento da obesidade, pois leva à prática de dietas, a comportamentos compulsivos com a comida e ao ganho de peso a longo prazo. Paradoxal isso, não é mesmo?

Assim, com os exemplos levantados acima, pode-se observar que essas interferências negativas no nosso relacionamento com a comida sempre se tratam de momentos que nos fazem passar a seguir orientações externas para nos alimentar (um papel, uma revista, uma regra), deixando de perceber os sinais internos para comer. No decorrer da vida, isso pode levar a uma "desconexão" dos sinais do corpo de fome e saciedade.

Você consegue perceber interferências deste tipo no seu comportamento alimentar? Quando você parou de perceber sua fome? Quando você se recorda que começou a ficar difícil parar de comer? Quando seu corpo se tornou um problema?

Vamos investigar como você chegou até aqui por meio da ferramenta abaixo:

Minha linha do tempo

Primeira infância

Você se lembra de histórias que te contaram quando você ainda era um bebê sobre seu peso ou sobre como você comia? Você se lembra de comentários sobre se você era um bebê gordinho, ou magrinho? Se você era difícil para comer ou gostava de comer? Você viveu experiências já desde cedo de ser forçado(a) a comer, ou impedido(a) de comer?

....
....
....
....
....
....
....
....
....
....

Infância

Durante a infância, você se lembra como era sua relação com a comida? Você se lembra de algum momento de refeição em família? Como eram as refeições? Você gostava desse momento? Você gostava de comer? Você se lembra de já sofrer alguma privação alimentar? Como você se sentia? Lembra-se de ter sido forçado(a) a comer?

E você tem alguma lembrança de comentários sobre o seu corpo? Recebeu apelidos? Como você se sentiu? Como você se sentia com seu corpo?

....

....

....

....

....

....

....

....

....

....

....

Adolescência

Como foi sua adolescência? Como você se sentia em relação ao seu corpo nessa época tão particular de nossas vidas? O que você ouvia das pessoas a respeito do seu corpo? Como você se sentia com tais comentários? Você teve experiências negativas em relação ao seu corpo nessa época? Você se lembra se seu peso variou muito até então? Viveu efeito sanfona?

E como foi sua relação com a comida nessa época? Era tranquila ou você fazia dietas? Você se lembra quando você fez sua primeira dieta? Por que você decidiu fazer essa dieta? Como foi a experiência?

....

....

....

....

....
....
....
....
....
....
....
....

Vida adulta

Como tem sido sua relação com a comida durante a vida adulta? Quantas dietas você já fez? Em alguma delas você emagreceu? **Em alguma delas o peso não retornou depois?** Por quantos "efeito sanfona" você já passou?

Como tem sido sua relação com seu corpo? Há quanto tempo você não gosta do seu corpo? Você se lembra de alguma época em que você esteve satisfeito com sua imagem? Quando você esteve no seu menor peso, como você se sentiu? Você se sentia satisfeito e feliz?

....
....
....
....
....
....
....
....
....
....
....

Momentos de transição

Todos nós possuímos momentos de transição em nossas vidas, que nos permitem mudar, crescer, adaptar. Podem ser momentos bons, como a saída da casa dos pais, casamento, gestações, nascimento de um filho, mudança para outra cidade ou país..., ou podem ser momentos dolorosos, como a morte de um ente querido, uma doença difícil, mudanças que você não gostaria de viver. Toda mudança, seja boa ou ruim, exige uma adaptação e isso requer bastante de nossas emoções, muitas vezes sendo a comida o escape, o conforto, a ajuda necessária.

Aproveite o espaço abaixo agora para anotar todos os momentos de transição que foram marcantes para você e como estava sua relação com seu peso e com a comida na época. Como estava sua relação com a comida? Lembra-se de sentir mais fome, ou menos fome? Lembra-se de comer mais de determinado alimento? Como estava sua relação com o corpo? Seu corpo e seu peso variaram?

Lembre-se de continuar mantendo uma postura não julgadora. A autocrítica apenas nos martiriza e não nos permite ver as experiências como aprendizado. Quando as olhamos sem julgamento, temos, então, a oportunidade de aprender com elas e crescer.

....

....

....

....

....

....

....

....

....

....

....

....

....

....

....

....

....

....

....

....

....

Como eu pude deixar meu corpo chegar nesse ponto?

Você já se fez essa pergunta? Entendemos sua dor e sabemos que não é nada fácil olhar para o espelho e não se reconhecer. Porém, essa autocrítica e essa angústia ocorrem porque aprendemos desde cedo que nosso corpo se molda da maneira que queremos, e para ter um corpo belo (ou seja, magro), basta só ter disciplina e força de vontade. "É só se cuidar", as pessoas dizem.

E a pergunta que retornamos a vocês é: desde quando se cuidar se tornou sinônimo de privação alimentar, passar fome, exercício extenuado, e até mesmo práticas não saudáveis, como dietas que nada mais fazem do que assustar seu organismo? Desde quando "cuidar" se tornou um "feche a boca e malhe muito"? Não sei para você, mas isso não soa nada como autocuidado para nós.

E a grande verdade é que, se você engordou ou seu corpo mudou, isso, muito provavelmente, não tem a ver com falta de cuidado, mas com uma conjunção de fatores.

⮑ Em primeiro lugar, os próprios métodos de perda de peso descritos no parágrafo anterior são promotores de ganho de peso a longo prazo (sim, dietas engordam – esse é o paradoxo das dietas convenientemente deixado de lado).

⮑ Em segundo, variações grandes de peso podem ser vistas, em geral, como um sintoma, e muitas causas podem estar envolvidas, como períodos difíceis, traumas, sofrimento, dor (porque a gordura é vista pelo nosso organismo como uma proteção – não só mecânica e térmica, mas emocional, psicológica, fisiológica...)

⮑ Em terceiro, o peso, muitas vezes, tem diversos significados, e pode inclusive passar mensagens importantes para a pessoa, de forma inconsciente, como, por exemplo, determinação de limites. Isso quer dizer, que em várias ocasiões, vivemos conflitos internos a respeito do peso (as chamadas ambivalências), no sentido de que uma parte de mim quer perder peso e outra não.

Por fim, você não se "descuidou" e deixou seu peso aumentar. Nós nem temos o poder de deixar ou não deixar o corpo adquirir tal formato. A verdade é que talvez você tenha precisado ganhar peso, para seu corpo se proteger, lidar com as dietas, sobreviver à fome, se recuperar do exercício extenuante, lidar com momentos difíceis. Seu corpo sempre esteve do seu lado, e o ganho de peso não foi feito para agredir você, mas para te proteger.

Nos questionamentos anteriores, você pôde viajar pela sua vida e entender como você se relacionava com a comida e com seu corpo no decorrer da sua história. Agora, para você construir sua linha do tempo, temos a seguir mais um exercício. Neste, você **irá completar sua linha do tempo com as informações sobre peso e comida que achou mais relevantes em cada fase da sua vida**:

Primeira infância

Infância

Adolescência

Vida adulta

Acreditamos que você já deve ter tido algumas percepções interessantes sobre por que você se relaciona com a comida e com o corpo dessa maneira hoje, não? Para concluir essa autoanálise, de maneira curiosa e sem julgamento, faça-se e registre a série de questionamentos a seguir:

Quantas dietas você já realizou em sua vida?

....

....

....

Em alguma delas você já perdeu peso? Em quantas delas, o peso não retornou?

....

....

....

Se você tivesse que tomar um medicamento, cuja taxa de fracasso é de 95 a 98%, você o tomaria? E sabendo que essa é a taxa de fracasso das dietas, você ainda as realizaria?

....

....

....

Quando você esteve no menor peso de sua vida, você sentiu que havia conquistado seu objetivo? Sentia-se feliz e satisfeito(a)?

....

....

....

....

Há quantos anos a perda de peso vem sendo uma das principais metas do seu ano?

....

....

Nas fases em que você mais ganhou peso, como estava sua vida? Era um momento difícil?

....

....

Nas fases em que você mais perdeu peso, como estava sua vida? Era um momento difícil?

....

....

....

....

....

Quando você parou de gostar de si mesmo(a)?

....

....

Se você tivesse apenas um ano de vida pela frente, e soubesse disso, o emagrecimento ainda seria sua prioridade? Qual seria sua nova prioridade?

....

....

....

Sabemos que esses questionamentos são bastante intensos e podem, por vezes, trazer certa dose de sofrimento, mas olhar para dentro de si e realizar uma autoanálise nem sempre é tarefa fácil, embora seja muito revelador. **Olhando para todas as suas respostas, qual sua avaliação final? Como você chegou até aqui? Você diria que as dietas funcionaram em longo prazo? Você consegue perceber se muitas vezes o ganho de peso foi uma proteção para algum momento de transição da sua vida? Quando você deixou de escutar seus próprios sinais de fome e saciedade e passou a viver um dilema conturbado com a comida?**

Como você chegou aqui? Quando a comida e o corpo passaram a ser um problema?

....

....

....

....

....

....

....

....

....

....

....

....

....

....

Agora, após essa profunda autoanálise sobre seu relacionamento com o corpo e a comida, pense conosco: *há quanto tempo sua alimentação vem sendo repleta de proibições e restrições? Há quanto tempo você acha que não tem permissão para comer? Há quanto tempo você sente que não tem permissão para comer até se saciar e se satisfazer? Você tem vivido comendo aquilo que você não queria ter comido?*

Pois é hora de mudar isso. Nesta semana, iremos trabalhar mais um tópico importante da Alimentação Intuitiva: a **permissão incondicional de comer**. Sim, é isto mesmo: você pode sim comer, de tudo, respeitando seu corpo e sua autonomia!! A verdade é que **você merece comer**, você merece suprir sua fome, você merece alimentar seu corpo e sua alma e se satisfazer.

Mas o que é a permissão incondicional de comer? A permissão incondicional de comer implica fazer as pazes com todos os alimentos, vendo-os todos sem julgamento. Ou seja, não há restrição de nenhum tipo de alimento (salvo em casos de alguma doença específica, que exige a privação de alimento, nutriente ou grupo alimentar por razões clínicas comprovadas de intolerância ou alergia alimentar)! Segundo as autoras da *Alimentação Intuitiva*, quando passamos a nos permitir comer de tudo, damo-nos a chance de realmente aprendermos o que queremos comer (sim, descobrimos que não queremos só pizza e chocolate! Queremos eles, mas também queremos alimentos que nutram de diferentes maneiras).

Segundo as autoras, nosso corpo "sabe" comer e nos pede aquilo que é necessário por meio do nosso apetite, e é só quando vivemos em permissão de comer que podemos "escutar isso". Alguns autores denominam isso de "sabedoria do corpo". De fato, vários pesquisadores têm sugerido que os seres humanos são naturalmente equipados para usar seus sinais internos, a fim de regular o consumo de alimentos, alcançando, assim, um consumo energético balanceado (VAN DYKE; DRINKWATER, 2014). Por exemplo, estudos realizados com crianças pequenas observaram que essas crianças possuíam a capacidade de se alimentar de maneira a intuitivamente regular e equilibrar seu consumo de macro e micronutrientes, sem a necessidade de qualquer tipo de controle externo (FOMON, 1993; BIRCH *et al.*, 1991; BIRCH; FISHER, 1998).

Dessa forma, comer com permissão incondicional não significa comer tudo o tempo todo, mas sim reaprender a entender o que você realmente quer comer. Viver com permissão incondicional para comer significa trazer questionamentos para si, como, por exemplo, *"eu realmente quero comer esse alimento agora?"* (porque eu posso comer depois ou em outro momento também), *"eu realmente queria comer isso?"*, ou *"o que realmente tenho vontade de escolher neste buffet?"*. **Você já se fez essas perguntas?** Por meio desta constante autoinvestigação, é possível perceber que, pouco a pouco, passamos a nos sentir mais donos de nossa alimentação, muitas vezes, escolhendo comer alimentos menos nutritivos, afinal eles também fazem parte de contextos sociais e culturais do ser humano, por outras vezes escolhendo alimentos mais nutritivos, porque você sente a necessidade do consumo desse tipo de alimento.

Mas não se assuste! Nós trabalharemos este ponto com mais afinco nas próximas semanas, pois sabemos que não é fácil começar a abandonar o aprisionamento das restrições e proibições alimentares. Para realmente conseguirmos viver em paz com os alimentos, será preciso desconstruir préjulgamentos em relação a eles, entender como se ocorre comer emocional disfuncional e se reconectar com os instintos do nosso corpo. É realmente um processo que requer tempo e paciência.

Vamos dar pequenos passos! Nesta semana, vamos buscar identificar se você tem comido aquilo que você realmente gostaria de comer, obtendo prazer e satisfação da sua alimentação, ou se tem realizado refeições repletas de regras que deixam você insatisfeito(a) e infeliz. Para isso, vamos adicionar apenas mais uma coluna ao diário que você já veio realizando na última semana: a cada refeição, além das notas à fome e à saciedade, você ainda terá uma coluna no qual responderá SIM ou NÃO para *"Eu comi o que eu realmente queria ter comido?"*. Vamos mergulhar nessa investigação? Que seja uma semana de reflexões e aprendizado!

Diário 2

Exercitando a permissão incondicional de comer

Dia da semana	Refeições - hora	Nível de Fome	Nível de Saciedade	Eu comi o que eu realmente queria ter comido?	Pensamentos ou sentimentos
1					
2					
3					
4					

Dia da semana	Refeições - hora	Nível de Fome	Nível de Saciedade	Eu comi o que eu realmente queria ter comido?	Pensamentos ou sentimentos
5					
6					
7					

3

Semana 3

Quem sou eu?
E o que isso tem a ver com a comida?

Chegamos à terceira semana desta caminhada e, até então, estamos totalmente focados em no processo de autoconhecimento. Como foi sua segunda semana? Quais foram suas percepções? Você percebeu se costuma comer o que realmente tem vontade de comer, obtendo satisfação? Ou costuma passar seu dia a dia se privando? Você tem vivido com muitas regras alimentares? Como foi pensar na possibilidade de comer com permissão incondicional? Parece impossível largar o controle da comida? Ou você tem uma sensação de euforia por poder comer tudo o que quisesse? Escreva aqui como foi sua experiência desta semana:

....

....

....

....

....

....

....

....

....

....

....

....

Sabemos que ter este primeiro contato com a ideia da permissão incondicional de comer pode ser bastante assustador. Comer com permissão incondicional implica largar o controle rígido racional da sua alimentação, proposto pelas dietas, e ouvir os sinais do seu corpo. E, como veremos a seguir, largar o controle nem sempre é uma questão fácil, e controlar a maneira como se come pode ser algo extremamente significativo para muita gente. Ao mesmo tempo, para algumas pessoas, largar o controle traz uma sensação de euforia e animação, como se você estivesse de férias e pudesse, enfim, comer tudo o que pudesse. Enfim, algumas pessoas estão no 8, outras no 80.

Nós acreditamos que o nosso relacionamento com a comida é um reflexo do nosso relacionamento com a vida. E a verdade é que tendemos a extrapolar o comportamento que temos com situações no dia a dia para a maneira como organizamos nossa alimentação, isto é, a maneira com que lidamos com a vida é semelhante à maneira com que lidamos com a comida. Geneen Roth, autora do livro *Mulheres, Comida e Deus*, e também de diversos outros livros na área do relacionamento com a comida, diz que "a nossa relação com a comida é um microcosmo exato da nossa relação com a própria vida".

É para comer ou para sentir?

Para entendermos mais sobre nossa relação com a vida e suas consequências em nosso comportamento alimentar, vamos exercitar um pouco mais a investigação sobre quem você é e como você lida com a sua própria vida. Responda (S) SIM ou (N) NÃO para as perguntas a seguir:

Você sente que precisa controlar todas as áreas de sua vida?		Você costuma dizer sim para todos? Tem dificuldade de dizer não?	
Você classifica o dia como bom e ruim conforme o que comeu?		Você costuma dizer sim mesmo quando gostaria de dizer não?	
Você tenta controlar o que as outras pessoas devem fazer? (Tem expectativas quanto ao comportamento delas?)		Você sente que não sabe lidar com suas emoções?	
Você vive tentando se controlar, se policiar, estando constantemente se criticando?		Você sente que mesmo dizendo sim, você está sempre falhando com alguém?	
Quando alguma coisa sai do controle, você se desespera?		Você sente que engole sapo?	
Você se aborrece quando as coisas saem fora do planejado?		Você sente que gostaria de fugir quando está em sofrimento?	
Você sente que precisa de uma rotina para tudo, inclusive para se alimentar?		Você sente que come mais quando está frustrado ou irritado?	
Você responde bem a regras?		Na maioria das vezes, em vez de chorar, você come?	
Você tenta estar no controle de suas emoções, se forçando a estar bem quando está mal, por exemplo?		Você tem medo que as pessoas não gostem mais de você se você disser não?	

Assim como na semana 1, este questionário também não tem como objetivo qualquer diagnóstico ou classificação. Ele tem como único papel proporcionar a você uma reflexão sobre como é seu perfil de comportamento no dia a dia e como isso interfere no seu relacionamento com a comida.

Este instrumento foi criado por nós, as autoras deste livro, com base nos pensamentos trazidos por Geneen Roth, em seu livro *Mulheres, Comida e Deus*. Segundo ela, **nosso comportamento disfuncional e compulsivo com a comida teria como base a maneira como nos comportamos perante o mundo**. E ela classifica os perfis de comportamento em relação ao mundo e à comida em dois tipos: o comportamento restritivo e o comportamento permissivo.

NATHÁLIA S. PETRY · LYDIANE BRAGUNCI

A coluna da esquerda do questionário refere-se a perguntas sobre um comportamento controlador, característico do tipo restritivo. Como a autora coloca: "Os restritivos acreditam no controle. Deles mesmos, do seu consumo de alimentos, do seu ambiente. E, sempre que possível, esperam controlar o mundo todo".

As pessoas com um comportamento restritivo tendem a buscar segurança nas regras, e tentam controlar seu interior e exterior continuamente. As outras pessoas as conhecem como disciplinadas, responsáveis, perfeccionistas, o que são consideradas admiráveis qualidades, mas que podem pesar na vida do indivíduo. A verdade é que o controle excessivo cansa, e o indivíduo acaba vivendo uma gangorra, em alguns momentos se controlando e resistindo às suas necessidades e desejos, em outros, sentindo culpa por não ter conseguido ser bom o bastante.

Esse controle se extrapola para a comida, e o indivíduo do tipo restritivo se coloca continuamente em privações e restrições alimentares. Ele é *expert* em dietas, sempre sabendo das novidades do mundo da Nutrição e vive sempre buscando colocar em prática o que aprende. Já passou por muitas dietas, muitas vezes obtendo o sucesso esperado, em outras não.

Porém, um dos grandes problemas de se viver constantemente numa mentalidade de controle alimentar, além de todas as questões fisiológicas e biológicas que veremos na semana 5 deste livro, é a constante alienação que isso provoca de fatores importantes da vida. A dieta proporciona uma sensação de controle, que faz com que o indivíduo sinta que sua vida inteira esteja em ordem, ainda que não esteja. É uma ilusão de pseudocontrole, na verdade, pois racionalmente entendemos que controlar a comida não significa que nossa vida estaria "sob controle".

Todavia, ao conseguir manter o controle alimentar, que vem sendo particularmente tratado com admiração e erroneamente associado ao caráter do indivíduo na atualidade, a falsa sensação de estar tudo sob controle (ou seja, a dieta) promove ao indivíduo certa "anestesia" tanto para as áreas da vida que exigem atenção e mudança, quanto também para os momentos importantes, alegres e felizes, que começam a passar despercebidos, apagados pelo foco na comida.

Não é incomum que pessoas com comportamento muito controlador se tornem obsessivas e extremamente vigilantes em relação à comida e ao corpo. O dia passa a girar em torno da comida e do corpo, e um único quadradinho de chocolate fora do seu esquema alimentar é suficiente para provocar a sensação de culpa, fracasso e inferioridade. A autora Geneen Roth coloca: "Se a ideia de que um pouco de chantili tem o poder de derrubar a noção de 'eu' que você construiu tão cuidadosamente, precisamos descobrir quem você pensa que é".

Esse era o caso de Neida, que procurou acompanhamento porque sentia cometer muitos exageros alimentares. Conforme fomos investigando, percebemos que Neida perpetuava um comportamento extremamente restritivo, em que cada momento da sua vida era milimetricamente planejado e calculado. Seu maior prazer era dar o *check* na sua lista de atividades do dia e perceber que cumpriu todas as tarefas. Porém, quando não cumpria suas atividades como havia esquematizado, caía em completo sentimento de culpa e inferioridade, perguntando-se por que apenas ela não conseguia ser uma pessoa disciplinada. Essa relação se repetia, visivelmente, no que diz respeito ao seu comportamento alimentar. Neida possuía regras extremamente rígidas para comer, e as seguia com afinco. Seu maior dilema era a vontade de doce pós-almoço, a qual deveria ser combatida a todo custo. Em dias em que não aguentava a vontade, e se permitia comer um doce naquele momento, a sensação era de que nada que havia realizado naquele dia tinha valor.

Neida estava presa em uma armadilha de regras e esquemas alimentares, que, se seguidos corretamente, pareciam proporcionar a ela a sensação de que estava bem, de que era capaz. Mas essas regras vinham com um peso. A obsessão e a necessidade de supervisionar tudo que fosse comer a deixavam exausta, e ela sentia que passava 24h do seu dia pensando em comida. De forma mais profunda e ainda inconsciente para Neida, o seu comportamento controlador a fazia pensar tão intensamente em todas as tarefas que devia fazer, qual atividade física deveria realizar e quais alimentos poderia comer ou não comer, que ela não conseguia aproveitar uma fase de vida tão importante que estava vivendo: a da maternidade. Neida havia tido seu primeiro bebê há poucos meses e confessava que, desde o momento do nascimento do seu filho, em que seu corpo estava tão diferente de antes da gestação, sua vida fora dominada pela busca incessante do controle. Após acompanhamento com nossa abordagem, e também com psicólogo, Neida conseguiu perceber como a maternidade havia virado sua vida de cabeça para baixo, e a busca pela alimentação e o corpo perfeitos dava-lhe a sensação de que ao menos alguma coisa ela podia controlar.

Mais uma vez, vemos como o nosso comportamento alimentar pode ser apenas um sintoma de algo muito maior em nossas vidas. Dessa maneira, se você respondeu muitos 'SIM' na coluna da esquerda do questionário mostrado anteriormente, talvez você possua traços de um comportamento muito controlador, e isso pode estar na raiz da sua insatisfação com a sua alimentação. Será que seu comportamento controlador também tem sido uma fuga? Uma forma de tomar as rédeas de sua vida? Uma maneira de trazer mais sentido ao seu dia a dia? Será que sua busca por manter o controle não faz parte de uma busca por uma sensação de segurança, ainda que ilusória?

Reflita: a sua busca por controle tem privado você de viver intensamente também outras coisas? Você tem tido *hobbies* e momentos de diversão? Pelo que você realmente se sente grato(a) em sua vida?

Aproveite alguns minutos para refletir sobre isso! Escreva aqui seus *hobbies*, seus motivos de gratidão, seus desejos para aproveitar a vida de forma mais intensa:

....

....

....

....

....

....

....

....

A coluna da direita do questionário refere-se às características de um comportamento nomeado por Geneen Roth como permissivo. Este perfil recebeu esse nome pois os indivíduos com esses traços costumam permitir continuamente que outras pessoas invadam seus limites. Apresentam muita dificuldade em dizer não e estão constantemente cedendo e passando por cima de suas próprias necessidades para atender os outros. Têm dificuldade de entrar em conflito com as pessoas e buscam a proteção aparente da afirmação alheia. Dessa forma, dizem sim quando gostariam de dizer não, e se sentem constantemente "engolindo sapos".

O tipo permissivo busca segurança, da mesma forma que o restritivo. Porém, enquanto o tipo restritivo busca administrar o caos, os permissivos se fundem ao caos. Cedem e aceitam. Ambos acreditam que não há o suficiente, que não conseguirão aquilo que precisam, porém, os restritivos reagem privando-se antes de serem privados, enquanto os permissivos buscam armazenar o que puderem antes que a liberdade acabe. Os restritivos vivem no 8, os permissivos no 80.

Descrevendo pessoas permissivas já conseguimos perceber a relação destas com o alimento. Elas costumam relatar que não conseguem se expressar da maneira como gostariam, e o fato de "engolirem muitos sapos" acaba se transferindo para a comida, onde geralmente, descontam suas frustrações, decepções e angústias. Comentários recebidos de outras pessoas, como críticas e "conselhos" são aliviados em meio a mastigadas raivosas nos alimentos, que nunca decepcionam. É preciso ter em mente que cada "sim" dito, quando a vontade verdadeira era dizer "não", em essência significa um "não" a si próprio. E esse "vazio" na garganta passa então a ser constantemente preenchido pelos alimentos. O grande problema do padrão de comportamento permissivo é que se pode viver muitos dias, meses e até anos anestesiando-se, entorpecendo-se pela comida.

Pessoas com comportamento do tipo permissivo costumam encarar a vida como se vivessem constantemente a última oportunidade. Todos os dias se tornam a última chance de comer, geralmente em demasia, pois frequentemente se sentem desesperançosas quanto ao futuro.

Sandra vivia em uma situação semelhante. Ela buscou ajuda com nossa sistemática de atendimento, pois não sabia mais o que fazer em relação ao seu peso. Disse que já tentou todas as dietas possíveis, mas que não conseguia manter-se sob as regras nem dois dias inteiros. "Seu ponto fraco era doce". Todas as tardes, sentia uma necessidade incontrolável de preparar algum doce – era uma cozinheira de mão cheia – e, geralmente, comia até acabá-lo.

Quando Sandra chegou, começamos a explorar o porquê do doce, o que ele lhe trazia. Conforme fomos entendendo sua forma de ver a comida, Sandra percebeu que o doce era um grande acalento, pois se sentia sozinha e muito triste com sua família. Comentou que estava sempre disponível para ajudar a todos na família, mas sentia que todos eram ingratos e nunca lhe retribuíam o amor dispensado. De fato, Sandra era conhecida em sua família como "pau para toda obra", pois estava sempre disposta a ajudar a todos com o que quer que precisassem: caronas, tarefas de casa, com os filhos. O que quer que precisassem, Sandra largava sua própria vida para ajudar. E, assim, sem perceber, Sandra mantinha um comportamento extremamente permissivo diante de sua família. Sua dificuldade em dizer não residia na ideia de que, se não estivesse disposta a servir, geraria um conflito desnecessário. Seus familiares, em contrapartida, acreditavam que era algo que ela fazia com bastante bom grado, porque queria fazer. Formou-se, assim, uma dinâmica exaustiva: quanto mais Sandra cedia, mais era requisitada.

Diante dessa constante sensação de que ninguém a amava de verdade, que todos tinham a intenção somente de usá-la, Sandra, sem ter consciência disso, buscava conforto nos doces, que ofereciam o acolhimento de que tanto precisava. Também continuamente se esbaldava nos doces em situações sociais, pois acreditava que precisava aproveitar aquela oportunidade, afinal "de amarga já bastava a vida", dizia.

Foi só quando Sandra entendeu que precisava colocar seus limites, esco-lhendo quando de fato poderia ofertar ajuda, compreendendo que o amor não era medido dessa forma, que pôde se descobrir uma mulher forte, amorosa, e também amada. Assim, o conforto obtido pelos doces passou a ser cada vez mais desnecessário.

O caso de Sandra exemplifica muito bem o caso de muitas outras pessoas que mantêm, sistematicamente, uma atitude permissiva perante a comida. Sendo assim, se você respondeu muitos 'SIM' na coluna da direita do nosso questionário, é possível que você também viva um comportamento mais permissivo, e que isso se extrapole para sua relação com a comida.

Reflita conosco: **Você sente que vive cedendo? Vive engolindo sapos e deixando as suas angústias entaladas no peito? Frequentemente diz sim, mesmo querendo dizer não? Sente que precisa "aproveitar" para comer, pois "amanhã é outro dia"? Em que contextos sente que precisaria começar a dizer mais nãos? Aproveite novamente este espaço para fazer uma autoanálise, sem julgamento, sem crítica, apenas com olhos de curiosidade para entender mais de si mesmo.**

....

....

....

....

....

....

....

....

....

....

A autora Geneen Roth comenta que esses dois tipos de comportamento começam a fazer parte de nós desde que nascemos. São mecanismos de sobrevivência que desenvolvemos para nos proteger e lidar com o mundo ao nosso redor quando ainda não temos maturidade para lidar com o mundo à nossa volta. Geneen ainda diz que "As restritivas controlam. As permissivas se entorpecem. Ambas revelaram-se brilhantes estratégias para salvar a vida dando nome à nossa dor quando dependíamos totalmente de outras pessoas e/ou éramos incapazes de agir por conta própria".

Imaginamos que você concorde que na fase adulta não precisamos mais desses mecanismos de sobrevivência, uma vez que desenvolvemos maturidade neurológica e aperfeiçoamos, consideravelmente, nosso arsenal de estratégias para adaptação ao nosso contexto social. Hoje, tais comportamentos podem ainda fazer parte da sua busca por proteção e amor, e têm ainda uma finalidade protetora, porém, não são mais satisfatórios. Você precisa de mais!

Por isso, não se apegue a esses rótulos (permissivo e controlador), porque eles não têm a função de definir você, sendo apenas uma maneira didática de explorarmos esse assunto tão complexo. Eles não são você, e sugerimos que utilize a identificação com uma ou outra descrição para motivá-lo(a) a compreender seus padrões de comportamento. E, caso você sinta que esses padrões lhe trazem prejuízos, inicie um trabalho de mudança, afinal, eles não lhe trazem o que você procura (a busca por ajuda de profissionais especializados pode ser fundamental!).

É chegada a hora de viver no hoje, aceitando a vulnerabilidade que é inerente ao ser humano e descobrindo que você é merecedor(a) de felicidade e aceitação, sem precisar se controlar ou sempre ceder. Você não precisa mais viver no 8 ou no 80! É hora de encontrar seu próprio caminho do meio.

E é importante que você saiba que encontrar seu próprio caminho do meio exige olhar com intenção e coragem para quem você é. Até o momento, já traçamos juntos um panorama do seu relacionamento atual com a comida (na semana 1) e criamos a sua linha do tempo, destacando os principais marcos da sua vida no que se refere ao peso e a sua alimentação (semana 2). Nesta semana, vamos nos aprofundar um pouco mais neste trabalho de autoanálise, e, para tal, trabalharemos no exercício a seguir: a sua **'Roda da Vida'**. Esta é uma ferramenta poderosíssima para você, agora, olhar para todas as áreas da sua vida, e avaliar o que, de fato, tem acontecido e que, talvez, você não esteja percebendo por estar se anestesiando com comportamentos insatisfatórios ou, até mesmo, se desviando de problemas realmente importantes, elegendo a comida e a insatisfação com o corpo como ponto de "distração" para evitar entrar em contato com dores maiores.

Roda da vida

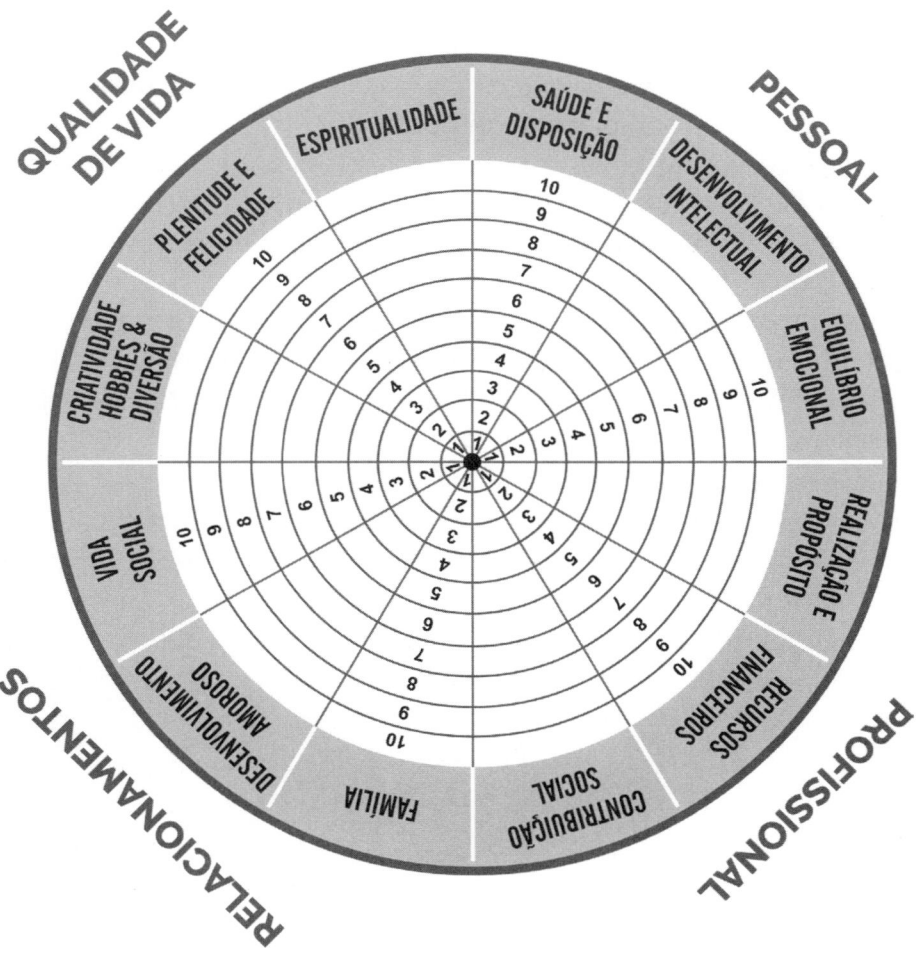

Fonte: Adaptada do Instituto Brasileiro de *Coaching* - IBC.

Dê uma nota de 1 a 10 (pintando a fatia até o centro) para cada área da sua vida, de acordo com as seguintes reflexões:

Disposição: Você se sente disposto? Sente que tem disposição para fazer suas atividades do dia a dia? Você se sente saudável? Sente que está nutrido, está cheio de energia? Qual nota você dá para sua disposição?

Desenvolvimento intelectual: Você sente que tem o conhecimento que precisa ter para realizar suas atividades? Sente que tem experiência e conhecimento necessários para sua vida? Está te faltando conteúdo? Qual nota você dá para o seu desenvolvimento intelectual?

Equilíbrio emocional: Você se sente uma pessoa equilibrada? Sente que seu humor e suas emoções são estáveis? Você é uma pessoa resiliente, que consegue ultrapassar as adversidades? Qual nota você dá para seu equilíbrio emocional?

Realização e propósito: Você se sente realizado? Sente que está fazendo aquilo que deveria fazer? Sente que cumpre um propósito? Sente que faz exatamente aquilo que precisa fazer? Se sente feliz com aquilo que realiza? Qual nota você dá para sua realização?

Recursos financeiros: Você sente que tem recursos financeiros necessários para suas necessidades? Sente-se seguro em relação às finanças? Sente que pode adquirir aquilo de que precisa? Qual nota você dá para seus recursos financeiros?

Contribuição social: Você sente que contribui para a sociedade? Você sente que retorna aquilo que sente que deveria retornar? Você é fonte do bem? Gosta de ajudar as pessoas? Qual nota você dá para sua contribuição social?

Família: Como é sua família? Você se sente amado? Você sente que pertence? Você sente que dá amor? Você é feliz com sua família? Qual nota você dá para sua família?

Desenvolvimento amoroso: Você se sente amado? Você ama? Como são seus relacionamentos? Você sente e dá amor ao seu parceiro? Você ama e é amado por sua família? Você dá e recebe amor dos seus amigos? Como é o amor em sua vida? Qual nota você dá para seu desenvolvimento amoroso?

Vida social: Como está sua vida social? Você tem muitos amigos? Tem amigos verdadeiros? Tem amigos companheiros? Você gosta de passar tempo com outras pessoas? Sente que a vida social é algo importante em sua vida? Que nota você dá para sua vida social?

Hobbies e diversão: Você se diverte? Você tem diversão em sua vida? Você tem um *hobby* que te alegra? O que você faz para se divertir? Você sente que você prioriza a diversão em sua vida? Qual nota você dá para sua diversão?

Plenitude e felicidade: Você se sente uma pessoa plena? Você se sente uma pessoa feliz? Sente que está vivendo o seu melhor e o melhor da sua vida? Qual nota você dá para sua felicidade?

Espiritualidade: A espiritualidade é importante para você? Qual a importância dela em sua vida? Você valoriza essa conexão interior? Você destina tempo e energia para isso? Qual nota você dá para sua espiritualidade?

Tendo terminado de preencher a sua roda da vida, reflita:

Quais são as três áreas com nota mais alta? São áreas da minha vida em que estou muito satisfeito(a) e grato(a)? Tenho vivido intensamente esses momentos, aproveitando com atenção e intenção?

....

....

....

....

....

Quais são as três áreas com nota mais baixa? São áreas da minha vida em que quero investir para que melhorem? O que eu poderia me colocar como prioridade hoje para mudar esse cenário?

....

....

....

....

....

....

Por fim, reflita: Você está satisfeito(a) com sua vida? Se sente feliz e grato(a)? Se não, o que você poderia fazer para mudar? O emagrecimento continuaria sendo sua prioridade?

....

....

....

....

Dando seguimento a essas reflexões, continuaremos com o exercício **'Autofeedback'**, que envolverá uma potente autoanálise para entender quais são seus desejos, sonhos, valores, prioridades e habilidades, que podem estar passando despercebidos, para que você possa resgatar aquilo que realmente é importante para você!

Autofeedback

Meu nome é:

....

Frase que me identifica no mundo:

....

Livro que faz sentido para mim:

....

Filme que me trouxe aprendizado:

....

Meus pontos fortes:

....

....

Meus pontos para melhoria:

....

....

O que eu imagino que as pessoas pensam e sentem ao me verem pela 1ª vez?

....

....

Como eu gostaria de ser visto?

....

....

Se hoje fosse meu último dia de vida aqui, o que estará em meu epitáfio?

....

....

Se meu último dia for daqui a 50 anos, o que espero que esteja em meu epitáfio?

....

....

Reflexões sobre a vida*:*

A respeito da vida, no que eu mais acredito?

....

....

Quais são os 5 fatos ou coisas que eu mais agradeço ao longo da minha vida?

....

....

....

Reflexões sobre valores:

Quais são as três coisas nas quais eu acredito que são muito importantes e poderosas em minha vida?

....

....

....

Das três coisas que enumerei, qual delas eu acredito realmente ser a mais importante?

....

....

....

Sobre medos:

Quais são meus maiores medos em relação à vida?

....

....

....

O que meus medos me impedem de fazer hoje?

....

....

....

Sobre sonhos:

O que eu mais gosto de fazer?

....

....

....

Quais são meus maiores sonhos?

....

....

Como eu me vejo daqui a 5 anos?

....

....

Como eu me vejo daqui a 10 anos?

....

....

De todos os sonhos que eu descrevi, qual eu diria que é meu maior sonho?

....

....

Qual eu diria que é meu propósito de vida? (Não se preocupe, pois não precisa ser nada muito grandioso.)

....

....

Quais foram suas percepções no exercício do **'Autofeedback'?** *Ele lhe despertou alguma memória, alguma lembrança? Trouxe sonhos e desejos antigos? Resgatou seus valores e desejos? Reflita sobre essas questões e responda:* **O que você deseja para sua vida e qual é sua prioridade a partir de agora?**

....

....

....

....

....

Como é que eu posso me amar desse jeito?'

Esta é uma das frases mais ouvidas por nós, seguida, não raramente, da seguinte: 'Eu nunca consegui, em nenhum peso que tive, me olhar e esboçar qualquer sentimento positivo sobre mim'.

Então vamos iniciar esta reflexão te devolvendo outras perguntas: Do que é que você precisa para amar alguém? Quais são as coisas que te fazem admirar e amar uma outra pessoa?

Primeiro: Você valoriza, nessas pessoas as quais você ama e admira os atributos físicos ou características que vão um pouco além, como por exemplo a força, a integridade, a coragem, a honestidade, a capacidade de superar problemas, a capacidade de amar, de dar amor, e por aí vai?

Segundo: se essa pessoa que você ama não possui as características físicas que você acha esteticamente agradáveis (o cabelo x, o manequim y, o tamanho do braço z), você impõe isso como um obstáculo para amá-la? A sua capacidade de amar as pessoas então está condicionada ao que é aparente ou aquilo que você enxerga além do que vê?

Terceiro: se você não condiciona o seu amor aos outros à aparência que têm (inclusive, pessoas que agem assim são socialmente rotuladas como fúteis), por que é que você insiste em fazer isso consigo?

Por que é que você condiciona a sua capacidade de se dar amor a uma necessidade de perfeição que, provavelmente, é inatingível? Pois saiba que isso nada mais é do que um condicionamento que você está criando para não se permitir dar e receber amor.

O seu jeito de ser e de existir não é errado! Não é inadequado! Não existe um corpo certo, nem um jeito de ser certo.

A partir do momento em que você passa a se questionar por que é que tem sido tão mais fácil se odiar em detrimento de buscar, dia após dia, explorar seus recursos internos e externos e exercitar admirá-los, você vai perceber que esta atitude se torna cada vez mais fácil. E você não precisa de soberba, nem de uma dose dupla de falta de noção para enxergar beleza em si. Você só precisa ser honesto(a) e justo(a) consigo. Nada mais!

Nós não somos realmente capazes de amar aquilo ou alguém que não conhecemos. Somente quando nos predispomos a conversar, conhecer e explorar um pouco além do que é visto é que vamos construindo um relacionamento afetivo que se solidifica a cada ponto de contato. Tente experimentar isso consigo, vai!

Pare de ressaltar as suas fraquezas e fortaleça as suas fortalezas. Aí, sim, você estará no caminho para cultivar, pouco a pouco, amor próprio.

Esperamos que as ferramentas (baseadas na teoria do *Coaching*) desta semana tenham sido pertinentes para uma autoanálise do que o seu relacionamento com a comida atual pode significar. No decorrer deste livro, continuaremos realizando a investigação do seu relacionamento com a comida de maneira a conseguir entendê-lo e modificá-lo, porém, ressaltamos, novamente, que a busca por um profissional qualificado (como psicólogo e/ou nutricionista especializado) pode se mostrar necessária.

E, como atividade nesta terceira semana, continuaremos com o **Diário de Auto-observação**, que vimos trabalhando ao longo das últimas semanas. Agora acrescentaremos a coluna "Pensamentos e Sentimentos", para que você possa explorar suas percepções e sensações a respeito do seu comportamento alimentar durante a semana, com base em tudo o que trabalhamos.

Desejamos um bom mergulho para desvendar o que há embaixo desse *iceberg*!

Diário 3
Continuando a me investigar

Dia da semana	Refeições (hora)	Nível de Fome	Nível de Saciedade	Eu comi o que eu realmente queria ter comido?	Pensamentos ou sentimentos
1					
2					
3					
4					

Dia da semana	Refeições (hora)	Nível de Fome	Nível de Saciedade	Eu comi o que eu realmente queria ter comido?	Pensamentos ou sentimentos
5					
6					
7					

Parte 2

Semanas 4 a 6

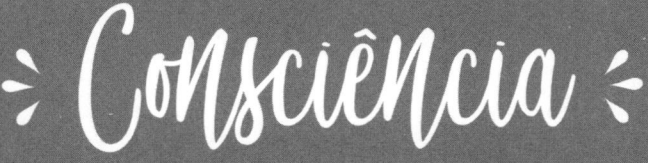

4

Semana 4

O que eu sinto sobre a comida?

Depois de três semanas de investigação e mergulho interior, completamos a fase do Autoconhecimento. Parabéns por ter chegado até aqui!

Iniciamos hoje o módulo da Consciência. E, a partir de agora, iremos levantar as percepções e descobertas feitas, até então, e trabalhá-las, para que você comece seu processo de mudanças. Mas isso não quer dizer que você já não esteja se percebendo diferente, não é mesmo?

Antes, vamos recapitular o exercício desta semana: **Quais foram suas percepções principais após experimentar esta semana observando os pensamentos que passam pela sua cabeça no momento de fazer as escolhas alimentares? Percebeu traços do comportamento restritivo ou permissivo? Percebeu uma postura controladora e julgadora a respeito de suas escolhas? Percebeu emoções e sentimentos que precisaram ser encobertos pela comida?** Mantenha aqui o exercício de uma postura não julgadora, apenas observando, de forma imparcial, seu comportamento alimentar. Você vai perceber o quanto essa postura observadora é muito mais produtiva para mudanças do que uma postura julgadora e depreciativa.

....

....

....

....

....

....

....

....

....

....

....

Caso você tenha percebido momentos em que você sentiu vontade de comer determinado alimento devido a algum sentimento, saiba que isso não é anormal ou incomum. A verdade é que os seres humanos possuem uma relação bastante simbólica com a comida.

A nossa relação emocional com os alimentos inicia-se desde o momento em que, quando bebês, recebemos leite para acalmar nosso choro. No decorrer de nossas vidas, vamos aprendendo que os alimentos carregam uma série de significados culturais, sociais, religiosos, afetivos e econômicos. Por isso, podemos afirmar a você que, apesar de a fome ser o nosso principal guia para nos alimentarmos, nós, seres humanos, não comemos apenas por razões fisiológicas, também comemos porque estamos em um aniversário e ficamos com vontade de provar determinado bolo, comemos porque está na hora de sair e não teremos acesso à comida depois, comemos porque estamos em um local diferente e desejamos provar um alimento que nunca vimos, e por aí vai. Comemos por várias razões, e, desde que isso seja feito com consciência, esta forma de comer é considerada completamente normal.

Porém, muitas vezes, o indivíduo começa a desenvolver uma relação emocional disfuncional com os alimentos, como quando esse comer vem acompanhado destes dois motivos: 1) quando a comida se torna a única estratégia para lidar com diversas emoções, e/ou 2) quando isso acontece de maneira inconsciente e automática (estou comendo sem nem saber que era por um sentimento).

Comer emocional disfuncional *vs.* normal

"Ontem aconteceu algo curioso. Meu marido chegou em casa e, quando perguntei o que iríamos fazer para o jantar, ele comentou: 'hoje foi um dia estressante e eu quero um hambúrguer'. E fomos e estava delicioso! Saímos saciados, satisfeitos e felizes.

Mas a situação me chamou a atenção porque, por mais que tivesse razões emocionais, ela não foi disfuncional. A verdade é que comer por motivos emocionais, até certo ponto, é normal. Despertar ou confortar emoções pode ser considerado normal, um papel da comida, desde que isso seja feito com consciência, isto é, você sabe por que está comendo.

Na verdade, comer por motivos emocionais começa a ser um problema quando ele começa a ser muito frequente e/ou quando eu não tenho consciência de que ele está acontecendo (por exemplo, tenho frequentemente uma vontade insaciável de comer doce, que está ligada a questões difíceis da minha vida, mas não percebo que existem raízes emocionais). O problema é que estou sempre dando mais comida do que o meu corpo precisa, e eu não estou resolvendo ou lidando diretamente com meus problemas e emoções.

Além disso, quando estamos vivendo um comer emocional disfuncional, a forma de comer também reflete isso. Geralmente comemos muito rápido, com uma vontade grande de comer alimento específico (como um doce), com uma agonia no "peito" que não passa até comermos aquilo. É como se o alimento tivesse poder sobre nós, é como se não tivéssemos escolha a não ser comer o alimento. Já na situação de ontem, por mais que a escolha do alimento também tivesse razões emocionais, foi perceptível como comemos com calma e prazer, saboreando cada mordida.

Agora, na situação que aconteceu ontem, foi tudo muito natural, e tudo feito com consciência. A própria frase que ele trouxe já refletiu que ele sabia o porquê queria comer aquilo, e que havia sido uma escolha sua (ou seja, ele não estava se sentindo "refém" da comida, como quando geralmente, nos sentimos em um comer emocional disfuncional). Na verdade, ele já estava com fome física, pois era o momento da janta, e queria comer algo gostoso/simbólico para ele para que pudesse também obter um conforto/prazer daquele alimento.

Segundo as autoras da *Alimentação Intuitiva*, uma relação emocional disfuncional com a comida pode se iniciar a partir de diversos momentos de nossas vidas. Muitas vezes, iniciamos essa relação emocional com determinado alimento quando vivemos um momento difícil. Em muitos casos, essa relação já se inicia desde a infância, quando, por exemplo, a criança recebe doces ou outros alimentos como forma de conforto quando se machuca, não sendo ensinada a lidar com aquele sentimento incômodo. Independentemente de como começou, viver um comer emocional disfuncional, além de ser incômodo, pois constantemente se come mais do que se precisa, deixa-nos constantemente anestesiados e sem habilidade para lidar com nossos sentimentos.

Se você respondeu muitos 'SIM' na parte 2 do questionário 'Como está seu relacionamento com a comida?', na nossa primeira semana, você possivelmente já percebeu a existência de um vínculo emocional disfuncional com a comida. O exercício de explorar Pensamentos e Sentimentos no diário semanal também pode ter lhe trazido algum indício de experiências emocionais disfuncionais ao comer.

Neste momento, vamos nos aprofundar um pouco mais nesta investigação:

1) Identificando se minha fome é física ou emocional

O primeiro passo para entendermos se convivemos com um comer emocional disfuncional é começar a identificar se nossa procura por alimentos é motivada por fome física ou por questões emocionais. As duas, geralmente, manifestam-se de maneiras bastante distintas em nosso corpo:

FOME FISIOLÓGICA	FOME EMOCIONAL
Gradual	Repentina
Pode esperar	Urgente
Está aberta a várias opções de comida	Desejo por comidas específicas
Busca a saciedade	Busca o "comer para preencher um vazio"
Manifesta-se na altura do estômago	Manifesta-se na altura do peito

A fome física, ou fisiológica, aparece de forma mais gradual. Geralmente começamos com uma fome menor que vai crescendo até se tornar insustentável. Ao mesmo tempo, em geral, conseguimos ir à cozinha preparar algum alimento, e, na ausência do alimento que realmente gostaríamos de comer, estamos abertos a comer outros tipos de alimentos, porque estamos com fome. Ao comermos, buscamos eliminar a sensação de fome e nos sentirmos saciados.

A fome emocional disfuncional, porém, costuma aparecer de forma repentina, em virtude de algum desconforto provocado por alguma emoção, geralmente negativa. Em geral, sentimos de repente uma "grande vontade de comer" determinado alimento. Precisamos comê-lo logo e precisa ser aquele alimento específico, e, por isso, não é incomum que saiamos para comprá-lo se não o temos em casa. Diferentemente da fome física, quando estamos vivendo a fome emocional, tendemos a comer até nos sentirmos estufados, passando do nosso ponto de saciedade, procurando eliminar aquele desconforto que – nem sempre sabemos – é, na verdade, uma emoção.

2) Identificando quais são os alimentos que me confortam

Agora, sabendo qual a diferença entre fome física e emocional, você consegue olhar para sua rotina e perceber a presença de momentos em que você come porque precisa confortar um sentimento, emoção ou pensamento? Tire uns instantes e reflita agora sobre quais são os alimentos que você geralmente procura nesses momentos:

Eu procuro constantemente algum alimento para me ajudar a lidar com alguma emoção? Tire alguns minutos para refletir se você consegue percebê-los:

Quando estou entediado(a), eu procuro...

Quando estou triste, eu procuro ....

Quando estou estressado(a), eu procuro...

Quando estou frustrado(a), eu procuro...

Quando estou me sentindo cansado(a) e esgotado(a), eu procuro ....

....

Quando estou com raiva, eu procuro..

Quando me sinto sozinho(a), eu procuro..

Quando me sinto sobrecarregado(a) e cheio(a) de tarefas, eu procuro...

Caso você não tenha conseguido perceber quais alimentos têm um vínculo emocional para você, não há problema. Durante esta semana, iremos trabalhar para investigar se você convive com um comer emocional disfuncional e quais alimentos estão envolvidos.

Caso você já consiga perceber alguns alimentos ou tipos de alimentos, vamos prosseguir para mais um exercício:

Escreva abaixo os alimentos que você percebe que são bastante procurados para confortar suas emoções, sentimentos ou pensamentos:

....

....

....

....

....

....

Escolha um desses alimentos, feche os olhos, e imagine seu cheiro (caso o possua próximo a você, pode utilizar o alimento para fazer esse exercício).

Pra onde esse alimento te leva? Quais suas memórias com esse cheiro?

Imagine agora o gosto desse alimento. Para onde ele te leva? Quais suas memórias com esse sabor? Por que este alimento é importante?

Anote suas percepções:

....

....

....

....

....

....

Com esse exercício, você deve ter percebido por que alguns alimentos têm tanta carga emocional em sua vida. E isso é ótimo! O lado emocional de um alimento representa um aspecto do comer que só os seres humanos são capazes de viver. Como falamos, o problema é quando isso se torna disfuncional, quando, em vez de entrar em contato com seus sentimentos, emoções e pensamentos, você costuma comer para anestesiá-los.

3) Revelando meu comer emocional disfuncional

Como o autor Charles Duhigg comenta em seu livro *O Poder do Hábito*, a dificuldade em desfazer hábitos está no fato de que eles se tornam automáticos e nós tendemos a repeti-los sem consciência. Por isso, um importante passo para perceber e modificar a sua relação disfuncional com algum alimento é constantemente se propor a sair do automático.

Este é, na verdade, o principal objetivo dos "Diários de Auto-Observação" que temos trabalhado até aqui. Que, a cada momento em que você comer, você possa se permitir sair do modo "piloto automático" e reavaliar o que você está sentindo, o que você realmente quer comer e quais são os sinais do seu corpo. Este exercício é um poderoso aliado para a modificação de hábitos.

Nesta semana, continuaremos trabalhando com o "Diário de Auto-observação", agora com o objetivo específico de entendermos o comer emocional disfuncional. Para preenchê-lo, sugerimos o seguimento de uma série de três passos:

I. Por que estou comendo?

Adicionaremos ao diário a coluna **Por que estou comendo?**, para te ajudar a avaliar qual a motivação por trás da sua escolha alimentar. Esta é uma poderosa pergunta para auxiliar a sair do automático e entender o que leva você a procurar determinados alimentos. Veja o esquema abaixo:

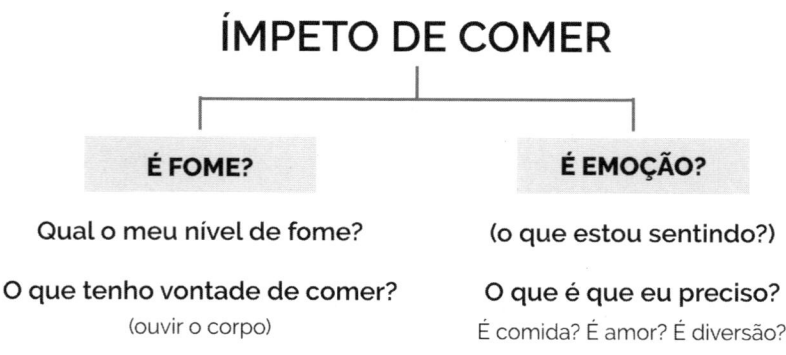

ÍMPETO DE COMER

É FOME?

Qual o meu nível de fome?

O que tenho vontade de comer?

(ouvir o corpo)

É EMOÇÃO?

(o que estou sentindo?)

O que é que eu preciso?

É comida? É amor? É diversão?

II. É para comer ou para sentir?

Ao se perguntar quais motivações estão levando ao comer, e identificando que você está lidando com uma emoção, é extremamente valioso tentar refletir sobre qual emoção ou sentimento seriam. O que você está sentindo? O quadro abaixo pode ajudar a identificar algumas das emoções ou sentimentos que podem induzir você a buscar a comida:

Emoção/ Sentimento	Definição, segundo o *Dicionário Aurélio da Língua Portuguesa*
Vergonha	Timidez; embaraço; acanhamento; receio de desonra.
Tédio	Estado ou sensação vaga de desprazer e até de certa repugnância.
Frustração	Ficar sem resultado; privar (a outrem) do que espera com fundamento; iludir.
Solidão	Estado do que está só; isolamento.
Desprezo	Não fazer caso de; rejeitar; rebaixar-se, aviltar-se; envergonhar-se; ter por indigno de si.
Constrangimento	Tolher o meio de ação; coagir; forçar; obrigar pela força, violar.
Irritação	Encolerizar; impacientar; agravar; exacerbar.
Raiva	Ter raiva; enfurecer-se; agitar-se com violência; ter ânsias.
Indignação	Irar-se, revoltar-se, dedignar-se.
Culpa	Incriminar; acusar; acusar-se, confessar-se culpado.
Trapaça	Engano, burla, enredo, dolo.
Preocupação	Inquietar-se, recear.
Ansiedade	Comoção aflitiva do espírito que receia que uma coisa suceda ou não; sofrimento de quem espera o que é certo vir; impaciência.
Perplexidade	Irresolução, hesitação, dúvida; ambiguidade; o mesmo que dúvida.
Alegria	Manifestação de contentamento e júbilo.
Encantamento	Maravilhar, seduzir, enlevar, agradar muito a; tomar-se de encanto; maravilhar-se; extasiar-se.

Dê nome aos sentimentos

"Puhl e Schwartz (2003) verificaram que adultos com compulsão ou restrição alimentar relataram que, na infância, os pais utilizaram a alimentação para controlá-los, como recompensa quando tinham bom comportamento e como punição para castigá-los ou para fazê-los felizes quando estavam tristes" (*Livro Nutrição da Gestação ao Envelhecimento* - VITOLO, 2008, p. 204).

A infância é um período importante não só para a formação dos hábitos alimentares, mas para a formação do relacionamento com a comida. A criança aprende o que é o alimento, para que serve e como deve se relacionar perante ele. Porém, o uso frequente de alimentos como recompensa, como conforto ou como punição deve ser evitado, pois ensina a criança que é dessa forma que ela deve lidar com a situação.

Aliás, é muito importante que, desde crianças, possamos aprender a dar nome aos sentimentos e emoções. Só quando aprendemos a nomeá-los é que podemos, então, desenvolver mecanismos para lidar com eles.

Se estamos tristes, por exemplo, o ideal seria identificar este sentimento e a razão de ele estar latente, e lidar com ele, seja chorando ou trabalhando para mudar sua causa.

Não que não possamos comer um delicioso bolo de chocolate para avivar os ânimos, podemos sim! Mas devemos fazer isso entendendo o que está acontecendo, e sabendo por que estamos agindo dessa forma! Comer também é conforto, mas isso deve ser realizado de maneira consciente e com entendimento. Precisamos entender quais são nossas opções para lidar com aquele sentimento e qual seria a mais apta para o momento. Esse caminho vai lhe proporcionar uma sensação maior de liberdade com a comida, em vez do aprisionamento e da falta de controle que o comer emocional disfuncional causa.

Observações importantes:

- Em nenhum momento, você precisa se obrigar a não comer. Lembre-se de que este é um processo de aprendizado e mudança, que não é baseado em privações e restrições. Ao identificar que você está buscando um alimento por emoção, você pode comê-lo, se assim o desejar. O importante é que você realize as reflexões sobre quais emoções estão vinculadas a esse momento e o que você realmente precisa. O primeiro passo é trazer essas informações para a consciência.

- Este processo não substitui o acompanhamento com um profissional capacitado e, muitas vezes, ao se identificarem emoções e necessidades não atendidas, pode surgir a necessidade de um trabalho mais apurado desses achados com um profissional psicólogo.

Diário 4
Explorando o comer emocional e entendendo suas necessidades

Dia da semana	Busca por comida (hora)	Por que estou comendo?		Se comi, qual meu nível de saciedade?
		É fome? Qual meu nível de fome?	É emoção? Se sim, qual? O que eu realmente preciso?	
1				
2				
3				

Dia da semana	Busca por comida (hora)	Por que estou comendo?		Se comi, qual meu nível de saciedade?
		É fome? Qual meu nível de fome?	É emoção? Se sim, qual? O que eu realmente preciso?	
4				
5				
6				
7				

5

Semana 5

O que eu penso sobre a comida?

Antes de iniciarmos a nossa quinta semana, é importante recapitularmos como foi a sua semana anterior. **Você conseguiu diferenciar sua fome física da fome emocional? Você conseguiu perceber se comer por razões emocionais tem sido frequente em sua rotina? Como você se sentiu identificando suas necessidades emocionais que ficavam até então encobertas pela comida? Tem ficado mais fácil para você perceber e graduar seus sinais internos de fome e saciedade após um mês de exercitar esse nível de consciência?** Registre a seguir suas principais percepções.

....

....

....

....

....

....

....

....

....

....

Nesta semana, avançaremos um pouco mais no quesito consciência sobre seu comportamento alimentar. Trabalharemos um pouco mais sobre quais são os seus pensamentos sobre a comida, sobre o que passa na sua mente ao entrar em contato com os alimentos e sobre a maneira como você vê os alimentos. Para isso, reflita um pouco mais sobre os questionamentos abaixo.

Quais são seus diálogos internos sobre a comida no momento em que você está diante de um *buffet* com uma ampla oferta de alimentos? O que determina que você escolha um alimento em detrimento de outro alimento? Você, na maioria das vezes, come o que queria ter comido ou escolhe o que julga saudável ou pouco calórico? Você olha para os alimentos como bons e ruins, saudáveis e não saudáveis?

Se você respondeu sim a estes últimos questionamentos, e também marcou muitas opções "SIM" na parte 1 do nosso questionário da primeira semana, "Como está o seu relacionamento com a comida", finalmente é chegada a hora de trabalharmos especialmente a sua mentalidade da dieta. E é importante que você saiba que a mentalidade da dieta, apesar de se referir à prática de controle da alimentação, não existe apenas no momento em que você está se privando ou restringindo alimentos, ou na fase em que você está comendo pouquíssimas calorias com o objetivo de perda de peso. A mentalidade da dieta também pode estar presente quando:

- você classifica o seu dia como bom ou ruim, com base no que você comeu;
- você sente culpa porque comeu, ainda que não seja em exagero, aquele alimento que você julga como "não saudável";
- você come para não sentir fome, mesmo que não esteja com fome;
- você tem medo de comer e de estar perto do alimento que você sente que come de forma descontrolada;
- você classifica alimentos como saudáveis, lixo ou "viciantes";
- suas escolhas alimentares são baseadas em regras nutricionais que você aprendeu ao longo da vida e não porque é realmente o que você estava com vontade de comer;
- existe culpa, medo, vergonha, ansiedade e um sentimento de menos-valia após comer.

Sendo assim, você percebe que não precisa estar de dieta para estar vivendo as situações descritas?

E por que é que a mentalidade da dieta deve ser trabalhada e evitada?

Porque é justamente ela que está te impedindo de respeitar e estar atento aos sinais internos do seu corpo. É a mentalidade da dieta que te leva à desconexão com as suas percepções, preferências e experiências com os alimentos; e é a crença de que você precisa de regras externas para guiar a sua maneira de comer que te impede de confiar que seu corpo vai saber regular e conduzir o seu processo de se alimentar de forma saudável e equilibrada, expressando-se por meio das vontades genuínas pelos alimentos.

Por fim, é a mentalidade da dieta que te deixa com aquela ideia de que todo mundo consegue controlar-se diante da comida, mas você não. É exatamente a dieta que te faz pensar em comida em grande parte do dia.

Vejamos o exemplo de Clara, que sempre foi uma criança maior que as outras crianças de seu convívio. Por volta dos 7 anos, fazia aulas de balé e lembra-se claramente da professora e das coleguinhas criticarem seu corpo dizendo que "ela não tinha corpo de bailarina. Se quisesse dançar bem, precisaria passar fome". Desde então, Clara iniciou um ciclo sem fim de dietas. Conseguia perder peso por algum tempo, mas logo se via às voltas comendo escondida, trancada na despensa, escondendo embalagens de guloseimas da mãe, acordando mais cedo para comer, levando comida para o quarto e, após um tempo (nunca mais que 2 meses), o peso perdido na dieta era restabelecido, quando não aumentava. Passados alguns anos, Clara abandonou o balé e nunca mais se permitiu dançar. A guerra contra a balança e o efeito sanfona sempre foram constantes em sua vida. Fez todos os tipos de acompanhamentos para perda de peso e nunca conseguiu um resultado que se mantivesse em longo prazo. Hoje, olha para suas imagens da época do balé e pensa que é um absurdo aquela menininha ali da foto ser chamada de gorda. "Eu nunca fui um palitinho, mas também não precisava fazer dieta naquela época. Era uma criança saudável", dizia. Após tantos anos de tentativas frustradas de emagrecimento, Clara hoje tem a certeza de que dietas e restrições não funcionam, já que vivencia isso na prática. É inconcebível para ela a ideia de seguir um plano alimentar de 1.200 calorias, e relata que há quase dois anos abandonou as dietas, pois não consegue, nem por uma dia completo, comer sem "escorregar".

Entretanto, Clara não consegue se desvincular da ideia de que segunda-feira é dia de comer certinho para se recuperar dos excessos do final de semana, e que na sexta-feira o *happy hour* com o marido é regra, sempre regado a muita comida e sensação de estufamento. A culpa é sua companheira diária nas refeições. Clara vive o dilema de saber que as dietas nunca funcionaram para ela, mas, sempre que a calça aperta, um sinal de alerta acende e logo vem o desejo de restringir o que come. Vive no sofrimento entre um extremo e outro e não sabe mais o que é sentir fome, qual a quantidade de comida suficiente para satisfazê-la, o que é saciedade. Aliás, não consegue se lembrar qual foi a última vez que comeu e não se sentiu estufada (que é somente quando consegue parar a refeição).

Clara não quer mais fazer dietas, mas não faz ideia de como é possível confiar no corpo para se alimentar. Sente medo de sentir fome e, por isso, sempre que passa em frente a uma lanchonete, ou antes de sair de casa para uma festa, faz um lanchinho, para garantir que não vai ficar faminta e que não vai exagerar no evento. Este, aliás, foi um dos poucos conselhos que conseguiu incorporar das consultas com as várias nutricionistas pelas quais passou. Clara não vive mais de dieta, mas a dieta não sai de sua cabeça e a sensação de desconforto com o corpo também não.

Por que as dietas não funcionam?

Mesmo que você tenha experimentado na pele que dietas não funcionam, pode ser que você fique confuso(a) ou em conflito quando essa frase ecoa em sua mente: "dietas não funcionam… mas será mesmo que não funcionam? Mas todo mundo faz. Por que será?".

Existem diversas razões, explicadas pela ciência, para que os resultados de perda de peso obtidos com dietas restritivas não sejam sustentáveis em longo prazo. E é disso que estamos falando quando abordamos a ineficácia das dietas: do seu efeito em médio e longo prazos. Dizer que a dieta da moda que você fez há alguns anos, que te levou a perder 10 ou 15 kg, que foram recuperados completamente meses depois, com alguns gramas de brinde, não é funcionar, não é mesmo?

Em primeiro lugar, ninguém precisa se sentir fracassado por ter retornado ao peso anterior após uma dieta, já que falhar na dieta é algo normal e esperado. Não se trata de uma questão de força de vontade. Estudos científicos revelam que cerca de 95 a 99,5% das pessoas que fazem dietas recuperam todo peso ou mais, uma vez que o efeito sanfona é a própria consequência da prática de restrição alimentar (MANN *et al.*, 2007; SPINARDI, 2013).

O que controla o seu peso e os seus sinais de fome e saciedade é o seu cérebro e não a sua vontade. Não seria muito seguro à nossa sobrevivência se a parte consciente/racional do nosso cérebro controlasse parâmetros essenciais à vida, como: temperatura corporal, respiração, regulação hormonal, sono, fome e saciedade. A parte do cérebro responsável por tudo isso fica bem na região central da nossa cabeça e é denominada hipotálamo. É o hipotálamo que regula o peso, ou melhor, a faixa de peso determinada como adequada à nossa fisiologia. A esse peso chamamos de peso de equilíbrio, ou, em inglês, *setpoint*. Fisiologicamente, quando há restrição de alimentos, um sinal de alerta é acionado no hipotálamo, em resposta à ingestão inferior de combustível (calorias, macronutrientes e micronutrientes ou grupos alimentares). Por ser perfeitamente adaptável e priorizando a sobrevivência, nosso organismo se submete a várias alterações bioquímicas para que consiga sobreviver, independentemente da falta de substrato. Dentre essas alterações, destacam-se alteração no metabolismo energético, diminuição na taxa metabólica basal, alteração na composição corporal, aumento na eficiência da absorção calórica, aumento da fome, aumento do desejo por carboidratos, aumento dos níveis de cortisol e de outros neurotransmissores do estresse (DULLO *et al.*, 2015).

Em outras palavras, nosso corpo se assemelha a um forno à lenha. Quanto maior a quantidade de lenha, maior a queima e o gasto do combustível. Se a quantidade de lenha é diminuída, o fogo é reduzido e, consequentemente, o gasto é desacelerado. Então, se temos gasto de energia reduzido, aumento da fome (via estímulo do hormônio grelina), aumento da atenção e preferência por carboidratos (estimulada pela secreção do hormônio neuropeptídeo Y), aumento na eficiência da absorção de calorias, é simples entender porque desistir da dieta é muitíssimo provável.

Com a interrupção da restrição e da privação dos alimentos, Dullo *et al.* (2015) observam em seu estudo com muita clareza o início de uma fase de hiperfagia (comer em excesso e de forma descontrolada), na qual o indivíduo passa a consumir muito mais calorias do que necessitava, em compensação pela fase restritiva. Bernardi *et al.* (2012) também observam que o período imediatamente pós-dieta é uma fase de alto risco para o desenvolvimento de compulsão alimentar, e, de fato, a restrição alimentar é vista como o principal gatilho para esta condição.

Dullo e colaboradores (2015) revelam ainda que a prática de restrição e privação alimentar não apenas é ineficaz para a melhora da saúde e perda de peso, como pode ainda modificar nossa composição corporal, aumentando a proporção de massa gordurosa, em relação à massa muscular na fase de reganho de peso pós-dieta, além de promover prejuízos de ordem psíquica e emocional.

Contribuindo também para corroborar nosso posicionamento, estudos científicos reforçam a ineficácia das dietas, como por exemplo na metanálise realizada por Mann e colaboradores (2007), avaliando 31 estudos conduzidos com intervenções dietéticas em que os pesquisadores concluem que as práticas de restrição não são a resposta que buscamos para combater a epidemia de obesidade e para o estabelecimento de uma vida saudável, em função dos resultados tímidos e inconsistentes encontrados nas intervenções.

No mesmo contexto, um estudo longitudinal feito com mais de 2.000 pares de gêmeos idênticos revelou que, ao final de 25 anos de acompanhamento, indivíduos que implementaram práticas dietéticas com o objetivo de emagrecimento ganharam significativamente mais peso que o seu par, portador do mesmo código genético. Tal resultado nos leva a concluir que dietas, além de não resultarem no efeito esperado do controle de peso, podem ser apontadas, também, como um potencial fator de risco para o desenvolvimento da obesidade (PIETILAINEN *et al.*, 2011). Perceba como o caso de Clara, citado acima, reflete exatamente os achados científicos descritos.

Psicologicamente, as dietas também têm efeitos prejudiciais aos seus praticantes. A restrição e a proibição de alimentos estão associadas à obsessão pelos alimentos privados, aumento no consumo desses alimentos e quadros de compulsão alimentar, além de serem fortes gatilhos para o desenvolvimento de transtornos alimentares, como a anorexia nervosa e a bulimia (BERNARDI *et al.*, 2005; CADENA-SCHLAM; LÓPEZ-GUIMERÀ, 2015; RACINE *et al.*, 2011).

Nós não conseguimos sustentar por muito tempo uma posição de controle. É pesado e extenuante se estamos a todo tempo nos diminuindo e ignorando nossos desejos e necessidades internas. Em algum momento acabamos perdendo o controle e sucumbindo aos desejos de maneira exagerada. No que se refere à alimentação, isto é bastante evidente. A verdade é que nosso organismo não tolera ser privado de alimento e, toda vez que nos impusermos alguma proibição alimentar, nosso cérebro reagirá aumentando nosso desejo pelo alimento proibido. Ficamos ávidos por tal alimento, e ele passará a ser considerado a nossa preferência alimentar. Isso explica, em parte, porque tantas pessoas se consideram chocólatras. Não seria o chocolate o delicioso, mas também o proibido? O maravilhoso, mas que engorda? Se colocado continuamente em uma posição de proibido, o chocolate, inevitavelmente, ganhará destaque e será supervalorizado.

E, assim, entramos em uma situação cíclica: por estarmos com o desejo aumentado pelo alimento proibido, em algum momento acabamos comendo tal alimento. Por comermos algo que não devíamos, nós nos sentimos culpados. Em geral, pensamentos como o "só hoje" ou "já que já comi um pedaço e estraguei meu dia, vou comer mais isso e isso" são acionados, buscando aliviar a culpa, e esse é o momento em que o controle é deixado de lado e ocorre o exagero alimentar. No dia seguinte, recomeçamos a dieta e, assim, também esse ciclo. Esses pensamentos fazem parte do descrito por Bernardi *et al.* (2005) como "desinibição do controle cognitivo", demonstrando como o fato de controlarmos muito nossa alimentação poderia ser o que acionaria esses momentos de "descontrole". Comer o alimento proibido leva à desinibição do controle de calorias, resultando em um comer exagerado. Isso é visto no estudo conduzido por Racine *et al.* (2011), em que observaram que fatores como consumo de um alimento considerado "proibido", ingestão de álcool ou alteração de humor poderiam levar à "desinibição de controle cognitivo", momento que poderia, inclusive, desencadear um episódio de compulsão alimentar. Para completar, Bernardi *et al.* (2005) ainda observam em seu estudo que as pessoas que viviam com proibições alimentares comeram maior quantidade de comida do que as pessoas que, em primeiro lugar, comiam sem seguir regras de pode/não pode. Veja o ciclo a seguir:

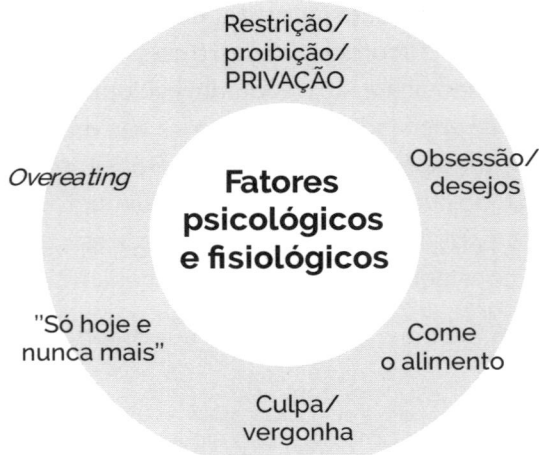

Outro ponto importante é que apenas a intenção de fazer dieta, ou seja, apenas a mentalidade de alimentos proibidos e permitidos, mesmo não havendo a prática de restrição de fato, já estaria ligada a disfunções alimentares, como pensamentos obsessivos por comida e compulsões alimentares (RACINE *et al.*, 2011).

Não é porque é gostoso que engorda, é porque é proibido que engorda

Diferentemente do que vem sendo pregado pela corrente tradicional da ciência da Nutrição, nós acreditamos que o acesso às informações nutricionais dos alimentos não determina que você faça escolhas equilibradas e perfeitas. Em vez de melhorar o seu relacionamento com a comida, seus conhecimentos sobre comida "saudável" tornam as suas refeições momentos permeados por culpa, ansiedade, sensação de fracasso e, até mesmo, pela crença de que você está intoxicando seu corpo ao ingerir os alimentos considerados ruins, proibidos ou fora da dieta.

O conhecimento nutricional passa então a ocupar um papel de cerceador das suas escolhas, aprisionando você em um conjunto de regras, na constante classificação dos alimentos em bons e ruins, mocinhos e vilões. O professor e pesquisador em comportamento alimentar Paul Rozin quer dizer exatamente isso quando afirma que "Preocupar-se com a comida não faz bem para você". Segundo ele, a obesidade e doenças cardiovasculares na América não são causadas necessariamente pelo "o que" comemos, mas pelo "como" comemos – de forma ansiosa, obcecada por Nutrição, contando calorias, eliminando alimentos e comendo-os compulsivamente.

Adam Levinovitz, no livro *A mentira do glúten*, reforça que:

> O discurso moderno sobre comida é recoberto de vocabulário moral e religioso. São alimentos "naturais" ou "antinaturais", "bons" ou "ruins". Alimentos ruins podem prejudicar você, mas são "pecaminosamente" deliciosos, prazeres "culpados". Alimentos bons, por outro lado, são "integrais", "de verdade" e "limpos" – termos mais adequados a manuais monásticos e tratamentos filosóficos do que a debates científicos. [...] Falar sobre comida desta forma é prejudicial. Cria pessoas neuróticas com o que comem, que veem os alimentos como puros ou impuros, bons ou maus.

Mas por que essa classificação dos alimentos em bons e ruins pode prejudicar seu relacionamento com a comida? As autoras Tribole e Resch (2012) destacam que, quando o alimento é colocado numa posição de proibido, os sentimentos de privação levam a uma intensificação dos desejos pelo tal alimento. Segundo elas, todas as vezes que tentarmos não pensar ou não comer um determinado tipo de alimento ou grupo de alimentos, mais o desejo por ele aumentará e mais o comeremos. Você já percebeu isso quando começa a fazer uma dieta? Quando, na segunda-feira, você acorda e se propõe a começar a dieta e a ficar sem chocolate, e então parece que começa a ter mais vontade de comer chocolate? Não é coincidência! Ter desejos intensos por doces e comê-los de forma descontrolada pode ser justamente um resultado de tentar não os comer. Paradoxal isso, não é mesmo? E isso é explicado por alguns autores, como Soetens *et al.* (2008), como um efeito da supressão de pensamentos.

A supressão de pensamentos é o nome dado por alguns autores para a tentativa de não pensar em algo. Segundo o estudo de Soetens *et al.* (2008), quanto mais tentamos não pensar em algo, mais esse pensamento por esse algo se torna frequente em nossa mente. Experimente não pensar em um elefante rosa neste momento. O que acontece com você?

Cientistas, querendo entender como a supressão de pensamentos (tentar não pensar em) de alimentos poderia ter efeito no comportamento alimentar de pessoas, conduziram estudos com comida. O estudo de Erskine e Geourgiou (2010), por exemplo, avaliando o efeito da tentativa de supressão de pensamento sobre chocolate, confirma que, quanto mais tentamos não pensar em um alimento, mais aumentamos o desejo por ele e mais o comemos. Os autores observam, por exemplo, que as pessoas que mais suprimiram seu pensamento sobre chocolate (que mais tentaram não pensar em chocolate e não o comer) foram as que mais o consumiram ao final do estudo. Ou seja, é provável que o fato de tentar restringir algum alimento possa ser justamente a razão para ter tanto desejo por ele.

Frequentemente, este ciclo formado por restrição alimentar-desejo aumentado ou obsessivo pelo alimento-consumo excessivo dele esteja também na raiz de compulsões alimentares.

Será que isso tem acontecido em sua vida?

Como me livrar do ciclo das dietas?

Diante de todos esses dados, esperamos que você tenha concluído que, para que se viva em paz com a comida, é preciso promover a quebra do ciclo formado entre restrição alimentar-consumo excessivo para reconstruir uma relação saudável com os alimentos. E isso ocorre por meio de um conceito-chave, que é o da permissão incondicional de comer, que promove o fazer as pazes com todos os tipos de alimentos.

A permissão incondicional de comer nada mais é que se dar a permissão para comer todo e qualquer tipo de alimento, salvo em situações em que alguma patologia específica justifique a restrição de um nutriente, alimento ou grupo de alimentos (alergias ou intolerâncias alimentares). A permissão de comer, apesar de gerar muito medo e insegurança em pessoas que viveram uma vida de restrições e proibições, parte do princípio de que o acesso irrestrito a algo traz a diminuição do desejo por aquilo antes restrito.

Neste ponto do raciocínio é comum que as pessoas rapidamente se manifestem, dizendo: "Mas se eu puder comer de tudo, eu não vou parar de comer nunca!"

Por mais curioso e perigoso que isso possa parecer para você, acontece exatamente o oposto. Quanto mais temos acesso e permissão para algo, mais este algo se torna normal para nós, ou seja, nos habituamos a ele. E esta habituação, definida como a adaptação a um objeto em frequente exposição, é a maneira que as autoras da *Alimentação Intuitiva* apontam como o caminho para deixar de ter a obsessão.

Há atualmente pesquisas demonstrando o efeito da habituação a alimentos (termo em inglês *food habituation*). Segundo Epstein (2009), *food habituation* conceitua-se como uma forma de aprendizado neurológico no qual a exposição ao mesmo alimento repetidamente leva a uma diminuição nas respostas comportamentais e biológicas. Isto é, nos expormos frequentemente a um tipo de alimento pode diminuir o valor deste. Aquele alimento deixa de ser a coisa mais maravilhosa deste mundo. No estudo de Ernst (2002), por exemplo, observa-se esse efeito da habituação com alimentos como pizza, chocolate e batatas chips, em que os participantes, por estarem expostos com frequência a esses alimentos, passam a não ter tanto desejo por eles. Alguns estudos também observaram o efeito da exposição repetida de pessoas com compulsão alimentar aos seus alimentos gatilhos e o resultado foi a diminuição da compulsão alimentar por estes alimentos (KRISTELLER, 2011).

Talvez você ache difícil acreditar nisso agora, pois sente que se puder comer pizza todos os dias a comeria com excesso. Porém, imagine esse cenário em que você poderia comer pizza todos os dias da sua vida, se quisesse, para sempre, será que não chegaria um dia em que você "enjoaria" da pizza e procuraria alguma outra preparação? A permissão incondicional de comer promove justamente isso: que você possa comer de tudo, observando o que você realmente quer comer a cada refeição! E, então, deixa-se de viver sob o efeito da restrição alimentar e passa-se a ter uma real escolha do que se quer comer a cada dia. Assim, passa-se a perceber que não há desejo por pizza todos os dias.

Dessa maneira, a permissão incondicional de comer é que te levará à habituação aos diversos alimentos que são "difíceis" hoje para você, ou seja, à diminuição do desejo por esses alimentos antes aumentado de maneira disfuncional – e você passará a ter uma relação mais neutra com todos eles, tendo a real possibilidade de escolher o que comer. Em outras palavras, comer com permissão incondicional não significa que você não deixará de gostar de determinado alimento que te faz comer em exagero. Você passará a ingeri-lo de maneira racional e equilibrada, porque ele perdeu toda aquela importância que tinha quando você estava se privando dele. A ideia não é que você não o escolha mais, mas sim que ele tenha uma real oportunidade de escolha na sua vida, tendo em vista que seu desejo por ele não será mais exacerbado. Assim, haverá dias em que você realmente preferirá uma deliciosa pizza, mas haverá outros em que você sentirá mais apetite por outro tipo de preparação.

Em uma cultura de dieta, em que se aprende que "comer é questão de disciplina" e que viver em restrição é normal e saudável, entende-se que é difícil compreender o que é, de fato, comer com permissão incondicional. Mas vamos pensar em como nossos avós e bisavós se alimentavam. Eles eram capazes de escolher seus alimentos? Preocupavam-se em não saber comer? As refeições eram selecionadas com base no que hoje chamamos de saudável e não saudável? Voltando-se 100 anos na história do Brasil, a ciência da nutrição dava seus primeiros passos e somente nas primeiras décadas do século XX é que se começou a falar em nutrientes e em escolhas alimentares baseadas no conteúdo de nutrientes para o tratamento da desnutrição. Há 50 anos, as pessoas sequer cogitavam que um profissional da saúde organizasse sua rotina de alimentação. O avanço da ciência e da difusão dos conhecimentos em nutrição, sem dúvida, trouxeram-nos muitos ganhos no tratamento de doenças carenciais e no incremento do nosso potencial genético de crescimento e desenvolvimento físico e cognitivo. Todavia, precisamos ser honestas em admitir que o conhecimento de nutrientes e calorias não determina que você tenha uma alimentação equilibrada. As estatísticas de ganho de peso e de doenças associadas a ele nunca foram tão altas. Ao mesmo tempo, a população nunca esteve tão informada em relação à composição nutricional e ingredientes do que está comendo.

Não é paradoxal que, quanto mais sabemos sobre comida, mais estamos vivendo o ganho de peso e o aumento das taxas de doenças crônicas não transmissíveis (como hipertensão e diabetes mellito)? Não poderia ser, então, a mentalidade da dieta – ou seja, o constante ciclo formado entre a restrição alimentar e o consumo excessivo desses alimentos restritos – um fator contribuinte para que as pessoas estejam comendo em exagero, em descontrole e vivendo recorrentemente no ciclo do fracasso das dietas? Como dito anteriormente, o pesquisador em comportamento alimentar Paul Rozin acredita que o que engorda a população não é o consumo de alimentos "engordativos", mas sim a constante restrição desses alimentos e o consequente aumento de desejo por eles, que leva ao seu consumo exagerado.

Será, então, que a noção de comer com disciplina tem nos feito comer com equilíbrio? Ou estamos tentando continuamente fazer "boas escolhas", mas acabamos com frequência comendo exageradamente bem aqueles alimentos que não gostaríamos de comer? Será que essa abordagem de classificar os alimentos em bons e ruins, proibidos e permitidos tem funcionado? Segundo a autora Louise Foxcroft, do livro *A Tirania das Dietas*, precisamos de uma ênfase diferente, que se afaste das noções de fracasso e disciplina. E essa é a proposta da permissão incondicional de comer: comer de tudo, sem mais classificar os alimentos, aprendendo o que realmente se quer comer.

A permissão incondicional de comer e a história da pracinha

Quando eu era pequena, eu amava pracinhas. Sabe essas pracinhas que têm escorregador, gangorra, balanço...? Eu amava! Sempre que eu avistava uma, ficava louca de vontade de ir lá brincar! Mas não tinha nenhuma pracinha perto da minha casa, por isso eu dependia dos meus pais me levarem quando eles tinham disponibilidade. Então, sempre que eles podiam me levar, eu com certeza já entrava no clima e estava pronta para brincar, e brincar muito!

Depois de um tempo, construíram uma pracinha do lado da minha casa. Da minha janela, eu avistava a gangorra, o balanço, o escorregador... E aí você deve pensar: "nossa, que alegria! Agora você deveria ir todo os dias, né?" Não, não ia! Com o tempo, não tinha mais tanta vontade de ir todo dia. Ainda era legal e eu ainda gostava, mas agora eu sempre podia ir. Sempre estava ali logo do ladinho do muro de casa. Quando eu quisesse, estaria lá. Então, eu passei a ir somente quando eu realmente queria.

Esse efeito também se assemelha à síndrome da casa com piscina. Sabe aquele seu amigo que tem piscina em casa e você pensa "nossa, se eu tivesse piscina iria todo dia?", e, então, quando você passa a morar em uma casa com piscina você percebe que nem a usa tanto? Este é o mesmo princípio da permissão incondicional para comer.

A verdade é que quando temos um acesso restrito a algo que gostamos, aquilo passa a ser muito valorizado. O proibido é, de fato, mais gostoso. Quando eu passei a ter um acesso irrestrito à pracinha, eu comecei a viver a permissão incondicional de sempre poder brincar nela. E aí eu comecei a ter uma verdadeira escolha sobre se eu queria ou não brincar. Afinal, se eu tivesse vontade, era só ir! Já antes, eu não tinha muita escolha sobre isso. Quando meus pais podiam me levar, eu tinha que aproveitar e ir, afinal, não era sempre que eu podia, né?

Entende o que se passava? O mesmo acontece com o nosso comer, e com o ciclo restrição alimentar-comer muito. Quando você vive em uma proibição alimentar, sua vontade por aquele alimento começa a aumentar muito. E quando você tem a oportunidade (o famoso "só hoje"), você precisa aproveitar e precisa comer muito. Não é escolha sua, você precisa "aproveitar" esses momentos! Por isso você se sente refém da comida.

Quando você vive a permissão incondicional de comer, você passa a viver o mesmo efeito que eu vivi com a pracinha. Agora que a comida está sempre disponível, você não precisa comer desesperadamente só porque tem uma oportunidade. A comida está sempre lá, e isso lhe dá a opção de se perguntar se você quer ou não comer naquele momento. Porque, se não quiser, você pode comer mais tarde também. Ela está sempre lá.

Eu sei que parece difícil de acreditar nisso. Você deve pensar que, se você sempre puder comer chocolate, você não vai mais parar de comer. Mas eu também não acreditaria se antigamente alguém dissesse que se eu tivesse a pracinha do lado de casa eu não iria mais querer brincar tanto... Ou que eu não iria querer tanto ir na piscina quando tivesse acesso irrestrito a uma. Ou que iria parar de querer tanto o chocolate no momento que eu parasse de proibi-lo. Mas acontece.

Como ter uma alimentação equilibrada dando-se a permissão incondicional de comer?

Na permissão incondicional de comer, existe a premissa de que o corpo tem a capacidade de escolher uma variedade de alimento que promoverá um balanço adequado de alimentos. De fato, pesquisadores têm sugerido que os seres humanos são naturalmente equipados para usar seus sinais internos para regular o consumo de alimentos para alcançar um consumo energético balanceado (VAN DYKE; DRINKWATER, 2014). Por exemplo, em estudos realizados com crianças pequenas, observou-se que elas possuem a capacidade de autorregular seu consumo de energia quando se alimentam em resposta aos sinais do seu corpo (FOMON, 1993; BIRCH *et al.*, 1991; BIRCH; FISHER, 1998). E é por isso que quando vivemos a permissão de comer de tudo nós percebemos que não queremos comer só chocolate, queremos também outros alimentos.

Assim, respeitando os sinais de fome e saciedade, que ditam os momentos e a quantidade de alimento a ser comida, e também o apetite, que dita as nossas vontades e preferências alimentares a cada refeição, poderíamos, sim, alimentar nosso corpo em suficiência e qualidade, respeitando a nossa cultura alimentar, as relações afetivas que temos com os alimentos, e os fatores sociais da comida (falaremos mais sobre isso na Semana 9). Dessa forma, quando as pessoas se dão permissão incondicional de comer, a ingestão alimentar vai sendo balanceada pelo próprio organismo. Mas não se assuste se agora no começo você tiver maior preferência por comer aquelas comidas de que você tem se privado, e que você não considera como as escolhas mais saudáveis, pois depois de períodos de tentativa de restrições nossos desejos pelos alimentos restritos estão maiores. Mas, com o passar dos dias, você passará a sentir a necessidade de novas opções alimentares.

Nós, assim como as autoras da *Alimentação intuitiva*, esclarecemos que a permissão incondicional de comer não significa comer tudo o tempo todo, mas, sim, reaprender a entender o que realmente se quer comer. Viver com permissão incondicional para comer significa trazer questionamentos para si, como, por exemplo: "eu realmente quero comer esse alimento agora?" (porque eu posso comer depois ou em outro momento também), ou "o que realmente tenho vontade de escolher neste buffet?". Por meio dessa constante autoinvestigação, aliada ao alívio das proibições alimentares, é possível perceber que a pessoa se sente mais livre em relação à alimentação e passa a ter uma real escolha do que quer comer, muitas vezes escolhendo comer alimentos menos nutritivos, afinal, eles também fazem parte de contextos sociais e culturais do ser humano, e em muitas vezes escolhendo alimentos mais nutritivos, porque se sente a necessidade do consumo desse tipo de alimento – e o corpo passa a equilibrar isso.

Mitos sobre a permissão incondicional de comer:

"Mas eu não vou parar de comer!" Tenha em mente que seu corpo vai se ajustar e te passar informações que vão te guiar nisso! No começo, você pode comer muito mais do que você estava acostumado, mas é importante lembrar que você estava se privando por um bom tempo! Considere também que quando os alimentos deixam de ser proibidos, eles perdem muito da sua importância! O proibido é mais gostoso, né? E o permitido vai deixando de ser tão importante e se tornando um alimento normal. Tenha em mente também que nós cansamos das coisas. Podemos amar chocolate agora que estamos nos proibindo de comê-lo, mas, quando chega o momento que você começa a comê-lo todos os dias, ele perde a graça. Isso se chama processo de habituação. Lembre-se que ninguém é viciado em comida, e muitos motivos podem fazer com que você esteja comendo muito agora (restrição, proibição, hábito, privação de dopamina e outros). E a única forma de você acreditar que seu corpo saberá o quando parar de comer é comendo!

"Mas eu não vou comer coisas saudáveis!" Quando as pessoas se dão permissão incondicional para comer, com o tempo, a ingestão alimen-tar vai sendo balanceada. Agora no começo você provavelmente vai querer comer aquelas comidas de que você tem se privado, e que você não considera como as escolhas mais saudáveis. Mas, com o passar dos dias, você vai se cansar de comer só este tipo de alimento e vai sentir a necessidade de novas opções alimentares. Acredite em si mesmo! De qualquer forma, neste ponto do seu processo, a nutrição não é a prioridade. A prioridade agora é fazer as pazes com a comida e se libertar da mente da dieta. Mas, com o tempo, a nutrição será uma importante aliada!

"Mas eu não confio em mim mesmo com comida!" É irônico, mas é o processo de se dar liberdade incondicional de comer que vai fazer com que você construa a confiança no seu corpo e na comida.

Quebrando a mentalidade da dieta e fazendo as pazes com a comida

Como você deve ter percebido, para conseguir realmente vivenciar um cenário de permissão incondicional de comer, é necessário que você reavalie e desmistifique os julgamentos, preconceitos e pensamentos disfuncionais sobre os alimentos (que no *coaching* são chamados de crenças), que, como visto anteriormente, são justamente os causadores da proibição alimentar e do desejo exacerbado pelo alimento. Para iniciarmos esse trabalho, vamos nos aprofundar no seguinte exercício:

Liste quais são os alimentos que você considera permitidos (bons, saudáveis) na sua rotina alimentar:

....

....

....

....

....

....

....

....

Estes alimentos listados como permitidos fazem parte com frequência da sua rotina alimentar? Como você se sente e quais são os pensamentos que passam pela sua mente ao ingeri-los? (Se não conseguir dar a resposta imediatamente, utilize esta semana para investigar e não se esqueça de registrar aqui.)

....

....

....

....

....

Agora, liste quais são os alimentos considerados proibidos na sua alimentação:

....

....

....

....

....

....

....

....

....

....

....

Tais alimentos listados como proibidos fazem parte com frequência da sua rotina alimentar? Como você se sente e quais são os pensamentos que passam pela sua mente ao ingeri-los? (Se não conseguir dar a resposta imediatamente, utilize esta semana para investigar e não se esqueça de registrar aqui.)

....

....

....

....

....

....

....

....

....

Nas últimas semanas, qual foi a frequência do consumo de alimentos permitidos e proibidos? Como você se sente em relação a isso?

....
....
....
....
....
....
....

Continuamente classificar os alimentos dessa forma tem contribuído para sua alimentação ser saudável física e mentalmente para você? Vivenciar a alimentação dessa forma tem sido algo leve ou que traz a sensação de aprisionamento?

....
....
....
....
....
....
....

Agora, analisando suas respostas, tire um tempo para avaliar se você deseja continuar pensando na sua alimentação desta forma. Será que proibir e restringir alimentos têm sido uma estratégia efetiva para você? Tem feito com que você se alimente de uma maneira equilibrada? E, principalmente, tem trazido leveza para sua vida?

Ou proibir e restringir alimentos em feito com que a alimentação seja o centro da sua vida? Que você tenha uma relação pesada com a comida?

Se você perceber, quando vivemos uma relação ruim com a comida, constantemente julgando os alimentos, acabamos vivendo sempre com sentimentos negativos: a privação sempre está em contrabalanço com a culpa. Ou você está se privando e sofrendo com os pensamentos e desejos obsessivos, ou você está quebrando as regras da dieta e se sentindo com culpa.

Ou seja, você está vivendo ora com pensamento obsessivo em comida, ora com culpa. Dá para viver assim?

Se, neste momento, você tomou a decisão de que quer olhar para a comida de uma forma diferente, sem mais julgamentos, privações e restrições, vamos começar a fazer as pazes com a comida? **Vamos, nesta semana, começar a explorar o que você realmente gostaria de comer a cada momento? – essa pergunta que há tanto tempo não é ouvida por trás de tantas regras e proibições, não é mesmo?**

Sabemos que a questão nutricional dos alimentos, objetivando uma alimentação saudável e equilibrada, é um ponto que está lhe angustiando e que é muito pertinente. E iremos conversar sobre isso na Semana 9 (mas não se adiante!). O objetivo aqui é que você possa começar a viver uma relação mais leve com a comida, reaprendendo a fazer as pazes com os alimentos, reaprendendo a identificar o que você realmente gostaria de comer e o que irá lhe satisfazer, e a identificar os pensamentos julgadores que existem em sua mente a respeito da alimentação.

E, de fato, durante essa semana, começando a observar o que você realmente gostaria de comer a cada refeição, você perceberá que muitas "vozes" aparecerão em sua cabeça, julgando suas escolhas alimentares, vilanizando alimentos e te fazendo sentir culpa novamente. Essas "vozes" são as chamadas crenças, ou seja, frases que aprendemos durante a nossa vida e que foram consideradas verdadeiras, e que acabam interferindo no nosso comportamento alimentar.

Para conseguir se permitir comer de tudo e ter uma real escolha sobre o que comer, sem se sentir refém dos alimentos, é preciso trabalhar as crenças errôneas que se tem a respeito da comida. Para isso, sugerimos utilizar o exercício abaixo, trazido pelo Dr. Augusto Cury, no seu livro *Ansiedade*: o exercício DCD.

Exercício DCD – DUVIDAR, CRITICAR E DECIDIR

A proposta desse exercício é que você comece a observar sua mente e duvide das suas crenças, trazendo-as para uma posição de análise, para então decidir se elas são realmente verdadeiras. No quadro a seguir, um exemplo.

Esse exercício pode ser bastante útil para ajudar você a analisar se seus pensamentos sobre comida são importantes ou não. Porém, muitas vezes é bastante difícil conseguir analisar por si mesmo(a) se alguma informação sobre determinado alimento é verdadeira ou não, e por isso o trabalho de um nutricionista que utilize a abordagem da Alimentação Intuitiva pode ser bastante valioso aqui para lhe ajudar a discernir se aquilo que você aprendeu e acredita sobre comida é verdadeiro ou não (no *site* www.institutoaci.com/mapa você pode encontrar uma lista de profissionais nutricionistas que trabalham com esta abordagem). Também sugerimos, para ajudar a avaliar suas informações sobre alimentação, a leitura do manual *Desmistificando dúvidas sobre alimentação e nutrição*, do Ministério da Saúde, criado pela Universidade Federal de Minas Gerais. É um material bastante valioso, que traz muitas evidências científicas para ajudá-lo(a) a receber informações corretas sobre os alimentos.

Frase destacada (O ato de anotar refere-se ao DUVIDAR)	CRITICAR	DECIDIR
- Eu engordei porque como muitas coisas erradas	Será mesmo que a alimentação é a única causa para o ganho de peso? Olhando para minha história de vida, percebo muitas dietas e momentos difíceis... será que isso não tem a ver? Será que a comida não foi muitas vezes conforto? E será também que não é justamente o fato de eu fazer muitas dietas e tentar evitar comer as coisas "erradas" que eu me torno obsessivo por elas e acabo comendo com mais exagero? A culpa não é dos alimentos, e não quero mais viver em guerra com eles. Quero fazer as pazes com a comida e reaprender a alimentar meu corpo com respeito, cuidado e suficiência.	- Não, eu não acredito nesta frase

Frase destacada (O ato de anotar refere-se ao DUVIDAR)	CRITICAR	DECIDIR

Exercício da semana

Nesta semana, sugerimos que você comece a exercitar o fazer as pazes com a comida e a permissão incondicional de comer. Que tal começar a se perguntar a cada momento o que você realmente tem vontade de comer, o que seu apetite está pedindo? Na coluna "Eu comi o que eu realmente queria ter comido?", você terá uma dimensão sobre se está conseguindo satisfazer ou não seu apetite. Novamente, sugerimos que você se mantenha calmo(a) e com a consciência de que é comum que, nas primeiras semanas vivendo a permissão incondicional de comer, você tenha preferência por aqueles alimentos de que você sempre se privou.

Nosso "Diário de Auto-observação" também vai ganhar mais uma coluna para que avancemos um pouco mais nas suas percepções sobre suas crenças sobre comida. Na coluna Crenças em relação à comida, sugerimos que você anote pensamentos de julgamento dos alimentos que surgirem. Ao identificar esses pensamentos, sugerimos que você os leve para o quadro DCD e tente fazer uma análise deles e avaliar se são verdadeiros e benéficos para você.

Diário 5
O que eu penso sobre comida

Dia da semana	Busca por comida (hora)	Por que eu estou comendo? É fome ou sentimento?		Qual seu nível de saciedade?	Eu comi o que eu realmente queria ter comido?	Crenças em relação à comida
		Se fome, qual o nível de fome	Se sentimento ou situação, descreva			
1						
2						
3						
4						

Dia da semana	Busca por comida (hora)	Por que eu estou comendo? É fome ou sentimento?		Qual seu nível de saciedade?	Eu comi o que eu realmente queria ter comido?	Crenças em relação à comida
		Se fome, qual o nível de fome	Se sentimento ou situação, descreva			
5						
6						
7						

6

Semana 6

Como eu me percebo?

Quais foram suas percepções principais após experimentar esta semana questionando suas preferências alimentares a cada refeição e observando as suas crenças sobre os alimentos? (Mantenha aqui o exercício de uma postura não julgadora, apenas observando, de forma imparcial, seu comportamento alimentar. Você vai perceber o quanto esta postura observadora é muito mais produtiva para mudanças do que uma postura julgadora e depreciativa).

....
....
....
....
....
....
....
....

Nós imaginamos que talvez você possa ter sentido grande dificuldade em comer com permissão, evitando o julgamento dos alimentos como bons ou ruins, sem ter culpa. E uma das razões para isso pode ser o relacionamento que você tem com seu corpo.

É natural que você se volte para os pensamentos de dieta e restrição alimentar quando você está insatisfeito consigo mesmo(a), pelo medo de engordar. A questão é que, quando estamos insatisfeitos conosco, quando nos sentimos inseguros com a nossa imagem corporal, temos muita dificuldade em ouvir e confiar em nossos sinais internos. Se comer com permissão estiver sendo desafiador para você, é importante que você não desista de repelir qualquer sentimento de medo, culpa ou vergonha no momento das refeições. Estabeleça diálogos internos consigo do tipo "Que problema há em comer para respeitar a minha fome e o meu corpo? A comida não pode me fazer mal, se eu estiver respeitando as minhas vontades e os meus limites."

Nesta semana, vamos trabalhar um dos mais desafiadores temas de todas as nossas nove semanas juntos: a forma como você lida com a sua imagem corporal. Acreditamos que este seja um assunto de fundamental importância no seu relacionamento com a comida.

Sendo assim, vamos juntos refletir sobre mais uma analogia? Imagine-se em um quarto de hotel, um ambiente que te permite se sentir abrigado, protegido, dando-lhe conforto, mas, ao mesmo tempo, um ambiente neutro, impessoal, com uma decoração que agrada a maioria das pessoas, mas que não tem a sua cara, não reflete a sua personalidade. Você se sentiria em casa vivendo neste quarto de hotel? Você sente que ali você poderia viver para sempre? Você tem vontade de cuidar e zelar por aquele quarto como se fosse seu? Você se vê reformando e adornando este local?

É exatamente assim que você trata o seu corpo quando não o aceita. Como um quarto de hotel, que você não reconhece como seu e sim como uma passagem transitória e, por isso, não tem vontade de cuidar. Quando você trata o seu corpo como uma estadia temporária que não lhe pertence, este corpo não reflete quem você é! É como se alguém tivesse construído para você e dito assim: "Tome aqui esse lugar emprestado para que você viva e se proteja". Não há motivação para cuidar, para deixar com a sua cara aquilo que você não reconhece como seu, há?

Agora, vamos juntos imaginar a sua casa, ou o seu quarto. Você pode imaginar um ambiente ideal, se você ainda não possui de fato um lugar para chamar de seu, ok? Como seria a decoração deste local, o aroma, as cores, os enfeites, a luz? Como você se sente habitando este local? Ele reflete quem você realmente é? Você se sente impelido a manter este lugar limpo, arrumado, bem cuidado? É dessa maneira que nos sentimos quando gostamos do nosso corpo. Nós nos sentimos muito mais motivados a zelar, a melhorar, a modificar aquilo que reconhecemos como nosso.

Já pensou que interessante seria se você decidisse assumir seu corpo como a sua única, exclusiva e intransferível propriedade neste mundo e resolvesse então se apropriar dela? Diferentemente do que tem sido reforçado socialmente, aceitar-se não é alimentar o comodismo e não querer nunca mais se modificar. Muito pelo contrário, nós só cuidamos com amor, carinho e respeito daquilo a que nos vinculamos e amamos. Não há mudança possível e sustentável pelo ódio, pela repulsa ao corpo. Por isso, somos tão enfáticas ao dizer que você deve aceitar o seu corpo como ele é hoje, com todas as suas histórias e marcas de dores, dificuldades, limitações e superações.

Ao recriarmos a linha do tempo da sua vida (na semana 2) nós pudemos juntos reconhecer o quão poderoso(a), forte e capaz você é para se apropriar e habitar com orgulho e zelo este quartinho aí que anda meio abandonado. Quanta coisa você e seu corpo já viveram, e como foram fortes para chegar até aqui! Fazer este movimento de reconhecimento do seu corpo não representa jamais um sentimento de desistência, de conformismo com o tamanho e peso que você tem hoje, mas é entender que esse é o corpo que está disponível para você atualmente.

E é exatamente HOJE que este corpo pode fazer as atividades de que gosta, comer com prazer e ter atos de cuidado consigo, como, por exemplo, usar um creme, uma roupa que seja confortável, um perfume diferente. Seu corpo já lhe permite fazer muita coisa HOJE! Além disso, não existe corpo perfeito para que você seja feliz. Entenda que felicidade é uma decisão e não um estado que depende de condições externas favoráveis para que aconteça. Isso faz sentido para você?

Além de trazer infelicidade, a insatisfação corporal não contribui para nossa saúde e nem mesmo para a perda de peso. Diversos estudos apontam que a insatisfação corporal está relacionada ao aumento do risco de obesidade e transtornos alimentares e está intimamente ligada a um mau relacionamento com a comida e com o exercício físico (NEUMARK-SZTAINER *et al.*, 2012). Ou seja, estar em guerra com nosso corpo não proporciona que consigamos mudá-lo, e, parece, inclusive, nos levar no caminho contrário.

Além disso, a insatisfação corporal é o principal gatilho para mantermos uma relação de guerra com a comida. Segundo Macpherson-Sánchez (2015), a insatisfação corporal fortalece os pensamentos de dieta, em uma tentativa de busca de uma solução para a situação, a qual já sabemos que não funciona – e isso acaba prejudicando que possamos nos conectar com nosso corpo para nos alimentar. Assim, como colocam as autoras do livro *Intuitive Eating*, "parar de brigar com o corpo e com o peso é um ponto fundamental para se alimentar intuitivamente". Enquanto existir preocupação com o corpo, os pensamentos de preocupação com a comida e a mentalidade da dieta serão fortalecidos. As autoras acrescentam: "Quanto mais a pessoa foca no número, mais isso interfere no processo de escutar o corpo".

Vamos juntos, então, refletir sobre como está o relacionamento com seu corpo?

Respire fundo, buscando conectar-se consigo, e responda às perguntas:

Como tem sido o meu relacionamento com o meu corpo?

....

....

....

Eu tenho reconhecido o meu corpo como meu e buscado zelar para que ele seja saudável, ou eu tenho feito qualquer coisa a qualquer custo em busca da magreza?

....

....

....

Quais são as frases e os pensamentos que repito frequentemente quando me olho no espelho ou me vejo em uma fotografia?

....

....

....

O que eu realmente preciso fazer para nutrir uma relação mais neutra ou positiva com o meu corpo e começar a cuidar dele como cuido da minha casa ou do meu quarto?

....

....

....

....

Não é culpa sua não gostar do seu corpo e alimentar a crença de que a felicidade está na magreza!

Antes de tudo precisamos parar e perceber que vivemos em um mundo de muitos padrões, inclusive de beleza. Você sabia que apenas 1 a 2% da população mundial tem o corpo considerado o ideal segundo esses padrões? Um corpo magro, longilíneo, branco, sarado é algo que corresponde ao potencial genético de pouquíssima parcela das pessoas. E, caso este não seja o seu potencial genético, você não vai conseguir manter um corpo nesses moldes sem ter que fazer um baita esforço, empregando exercício físico extenuante (o que aumenta o risco de lesões), uma alimentação restrita e de baixo valor energético, além de uma infinidade de procedimentos estéticos. Ou seja, muito esforço, dinheiro e expectativas ilusórias estão envolvidos na busca pelo corpo perfeito.

Não gostar dos nossos corpos não só nos aprisiona no desejo sucessi-vamente frustrado de ter um corpo que não nascemos para ter, como também é algo altamente lucrativo para o mundo da estética e do emagrecimento. A autora Louise Foxcroft menciona em seu livro *A tirania das dietas*, de 2011, que, se as pessoas se aceitassem, a indústria dos Estados Unidos perderia 32 bilhões de dólares ao ano. E esteja certo de que este número é substancialmente maior do que era no momento da escrita deste livro. Assim, não se engane, pois há muito interesse financeiro e mercadológico em manter-nos insatisfeitos e inseguros com o nosso corpo. Afinal, quem se sente confortável com a própria imagem gasta dinheiro tentando deixá-la como o da atriz ou do ator famosos?

Além disso, os padrões de beleza, que, paradoxalmente, correspondem a algo que a minoria da população pode alcançar, estão sempre se modificando ao longo da história da humanidade. Há registros de que em tempos de fome e de guerra a mulher vista como bela era aquela dotada de curvas, de seios fartos e quadril largo, simbolizando a figura que não sucumbia às intempéries de seu momento histórico. Ter um corpo volumoso era sinônimo de beleza, fartura e riqueza. Com abundância de comida disponível, sedentarismo e o apelo midiático para que sejamos consumidores a todo instante, a consequência é que os índices de excesso de peso sejam cada vez maiores. E não é de nos surpreender, também, que o padrão estético da atualidade seja o de uma mulher cada vez mais magra e musculosa, não? O que os padrões de beleza guardam de semelhança em todos as épocas da nossa história é serem inacessíveis para a grande maioria das pessoas, o que faz com que a grande maioria da população se sinta insatisfeita e invista esforços, energia e dinheiro na busca por esse corpo padrão.

Além do fator econômico, os padrões de beleza parecem ter um fator político por trás. Naomi Wolf, autora do livro *O mito da beleza*, diz que "as dietas são o maior sedativo político das mulheres". Você já se perguntou quanto tempo as mulheres gastam de suas vidas preparando o próprio alimento, exercitando-se, cuidando do próprio corpo, além de suas tarefas diárias? Sejamos racionais para analisar que, para a pessoa focada na beleza, resta pouquíssimo tempo e energia para que ela se dedique a tarefas que exijam ainda mais responsabilidades, como engajamento político, social e econômico em sua comunidade.

Nesse contexto, Naomi Wolf não está exagerando quando nos convida a refletir sobre a união entre a pressão estética e a opressão social das mulheres, para que estas evitem se envolver em questões maiores da humanidade. Meninas são ensinadas desde muito cedo que seu grande objetivo na vida é serem bonitas para que assim se mantenham com a meta de um bom casamento, como símbolo de felicidade e triunfo. A principal finalidade do corpo feminino no contexto social da juventude é ser sexualmente atraente, da mesma maneira que o corpo feminino na maturidade tem como uma das principais finalidades ser o repositório de uma nova vida na maternidade (ORBACH, 1978). Quando refletimos sobre tudo isso, percebemos que os padrões de beleza não são uma questão meramente estética.

Mas a grande verdade é que nós não nascemos odiando nossos corpos! Fomos ensinados e reforçados socialmente a não gostar do que olhamos no espelho, e a TV seria a grande responsável pela propagação de uma imagem irreal da beleza no inconsciente coletivo da humanidade. Um estudo publicado em 2002 pela revista *The British Journal of Psychiatry* revelou o impacto da TV na mudança dos hábitos alimentares e no comportamento das mulheres das Ilhas Fiji, no Pacífico. Até a década de 1990, a utilização do veículo de comunicação não fazia parte do estilo de vida no local, mas após os primeiros três anos de exposição, a partir do ano de 1995, a TV passou a exibir mulheres magras e com a beleza incomum e as nativas começaram a prática de dietas, a evitar exibir seus corpos e a desenvolver transtornos alimentares, como anorexia e bulimia, doenças que eram antes, praticamente, inexistentes na comunidade.

E é por isso que, mesmo sabendo de tudo o que pode acontecer com a sua saúde física, mental, emocional e social, fazer uma dieta pode lhe parecer extremamente sedutor – elas parecem ser a *saída* para você conquistar aquele tão sonhado corpo perfeito, o qual vem sendo, dia após dia, associado à felicidade e ao bom caráter pela mídia. Além disso, o surgimento do conceito de peso ideal e o estigma social de estar fora deste peso ideal, reforçado sistematicamente por conhecidos, familiares, e até profissionais da saúde, que apresentam como estratégia de recomendação para mudanças o rechaço e o terror ao corpo gordo, têm sido apontados como os principais gatilhos para o desenvolvimento de conflitos com a comida e com o próprio corpo ao longo da vida (MACPHERSON-SÁNCHEZ, 2015).

Diante de todo esse cenário, as dietas e o controle rígido alimentar tomam cada vez mais espaço como uma medida solucionadora. Infelizmente, em nossa prática clínica, não são raros os relatos de inícios de dietas restritivas prescritas para crianças já a partir dos 7 anos de idade, iniciando-se desde aí uma verdadeira guerra contra a balança, que perdura ao longo de anos a fio. Entre esses casos, são comuns frases como "Hoje, ao olhar para as minhas fotos de criança, penso: Como é que alguém pode achar esta criança gorda? Entretanto, curiosamente, me via e me sentia gorda nesta época". A insatisfação corporal, apesar de parecer um sentimento relacionado a uma questão exterior, é, na verdade, um sentimento que nasce de dentro: a forma como nos vemos.

E a forma como nos vemos, especialmente na infância, é essencialmente influenciada pela maneira como os familiares mais próximos, principalmente mães, se referem a partes específicas ou todo o corpo da criança. A preocupação excessiva com o peso e com a imagem não são inatas nas fases mais precoces da vida, mas, sim, comportamentos assimilados e reproduzidos naturalmente, quando o convívio com frases como "Nossa, estou muito gorda! Preciso ter vergonha e fazer uma dieta" é cotidiano.

Inês era uma menina que sempre se sentiu diferente, pois sempre ouviu que já nasceu gordinha e maior que as duas irmãs. Filha do meio, lembra-se, ao longo da sua infância, de a mãe ter sido questionada por parentes e conhecidos se ela não havia sido adotada, uma vez que possuía biotipo e cabelos bem diferentes das outras meninas. Inês cresceu com a sensação de destacar-se de maneira ruim por onde quer que fosse. Sempre ouviu que não tinha cintura e que a sua barriga era um problema. Mesmo que seu peso estivesse dentro dos parâmetros médicos, o abdome passou a ser uma questão também ressaltada pelos médicos pelos quais passou já na vida adulta. Certa de que precisava se "adequar", Inês iniciou a prática de dietas aos 20 anos e com elas jamais conseguiu reduzir e manter por mais de 6 meses uma circunferência abdominal menor. Pelo contrário, observou o ganho de peso disparar ao longo dos anos, associado à sensação de fracasso e descontrole com a comida, principalmente em ocasiões de festas. Por mais disciplinada e organizada que seja com o seu trabalho, com a sua rotina e com as suas finanças, a sensação de estar inadequada e diferente das demais pessoas de seu convívio interfere, gravemente, na forma como Inês se vê e como se sente.

A pergunta que fica é: será que você é realmente inadequado? Ou lhe ensinaram isso?

Vamos fazer novamente uma breve viagem ao seu passado e responda aos questionamentos a seguir:

Quais eram as frases e comentários que você ouvia sobre seu corpo na infância?

....

....

....

....

Como você se sentia com seu corpo quando criança?

....

....

....

....

Ao chegar na adolescência, como você se sentia em relação aos comentários e olhares das pessoas sobre seu corpo?

....
....
....
....

Você tem exemplos na vida de pessoas que se sentem confortáveis e satisfeitas com os próprios corpos?

....
....
....

Você já se sentiu seguro(a) e confiante com a própria imagem em algum momento da sua vida? (Se sim, qual era o seu peso nessa fase?)

....
....
....

Repetimos novamente a questão para a reflexão: Será que seu corpo é realmente inadequado ou você foi ensinado(a) a criticá-lo? Você gostaria de iniciar uma jornada de mudança na sua relação com o corpo? Lembrando novamente que ter uma relação boa consigo não é desistência, nem se acomodar com sua imagem atual. Mas um sentimento de acolhimento do seu corpo, de apropriar-se da sua própria casa e começar a cuidá-la e arrumá-la do jeito que ela merece.

....
....
....
....

O peso do peso

É importante que você saiba que, neste novo caminho que você está trilhando de fazer as pazes com a comida, trabalhar a importância que a medida do peso tem na sua vida é fundamental.

Já parou para pensar na capacidade que este número tem de afetar a sua rotina, a sua maneira de se ver e, principalmente, a sua maneira de comer?

Na semana anterior, já abordamos que o responsável pelo controle da medida do peso é o nosso cérebro e não a nossa vontade. E, em todas as vezes que o seu cérebro interpretar qualquer estratégia de emagrecimento como um potencial risco à sobrevivência, a tendência natural do corpo é reestabelecer o peso perdido de forma restritiva e abrupta, retornando ao peso de outrora. Sendo assim, respeitar o seu corpo, a sua genética, o seu biotipo são pontos fundamentais para que você deixe de viver em guerra com a balança e com a comida.

"Ah, mas eu não posso desejar emagrecer?", imaginamos que você deva estar agora se questionando. Sim, você pode desejar emagrecer, claro! Seríamos incoerentes aqui impondo a você a condição de se manter no peso atual, uma vez que estamos, constantemente, falando sobre autonomia e liberdade neste livro. Você é livre para desejar o que bem entender, desde que entenda seus limites.

Seria factível para você desejar ser 10 centímetros mais alto, se a sua família é composta por pessoas de estatura similar à sua? Mesmo que as mensagens da mídia apelativa reforcem a ideia de que você pode ter um corpo escultural, é importante que você entenda que nosso corpo não é, em condições naturais, moldável. E alimentar a ideia de que você só será completo e feliz se e quando tiver a medida do peso "X", sendo que este peso "X" nunca foi um peso que você conseguiu chegar e manter sem um esforço brutal por um período razoável de tempo, é de fato condicionar a sua realização a uma probabilidade quase inexistente. Em outras palavras, se você não consegue manter um peso sem esforço e sem estratégias adoecedoras tanto física quanto psiquicamente, este não é o seu peso.

É preciso também que você entenda que, isoladamente, a medida do peso e a do índice de massa corporal (que nada mais é que o cálculo da razão entre o seu peso e a sua altura) não são capazes de dizer muito sobre a sua saúde. O que temos visto em nossa prática clínica, com frequência, e nos estudos mais recentes da literatura é que as estratégias adotadas para se manter dentro deste suposto "peso saudável" têm sido muitíssimo mais agressivas para o seu corpo do que se manter em uma faixa de sobrepeso constante ao longo da vida.

As medidas do peso e do IMC são medidas que sofrem influências de inúmeras variáveis que extrapolam a questão alimentar. O clima do dia, as variações hormonais (que podem influenciar na retenção hídrica), os níveis de atividade física, o funcionamento intestinal, entre outros fatores, podem interferir na medida do peso diariamente. Ademais, a relação entre % de gordura corporal e % de massa muscular interfere substancialmente na medida do peso. Você sabia que um atleta que possui maiores níveis de massa muscular pode ser classificado como uma pessoa em sobrepeso ou obesa, segundo os pontos de corte do IMC? Por isso, estas não são medidas confiáveis para classificar saúde, doença, riscos, de maneira isolada.

Entretanto, é comum ouvirmos relatos de pessoas que se pesam várias vezes ao dia e, ao se depararem com o resultado, se culparem pelo que comeram e julgarem seus comportamentos com a comida, utilizando estratégias para driblar aquele número que está incomodando.

É importante que você saiba que o emagrecimento não é um evento, mas sim um processo, que nada mais é que o efeito, a consequência de um relacionamento equilibrado com a comida. Sendo assim, ao contrário do que se imagina, pesar-se todos os dias não ajuda você a manter o controle e sim o descontrole na alimentação. O resultado do número que aparece na balança invariavelmente afeta a sua conexão com seus sinais internos de fome e saciedade. Quer exemplos?

Se o número na balança é menor que o esperado, o pensamento comum é "Oba! Estou perdendo peso, vou até comer esta coisinha aqui para me recompensar ou para comemorar!". Se o número na balança é maior que o esperado: "Tanto esforço e privação para ganhar peso? Ah, então eu vou comer, já que não está adiantando nada do que estou fazendo". E se o número da balança se mantém: "Tanto esforço para nada? Tem alguma coisa errada comigo? Devo estar com algum distúrbio hormonal" e o comer por ansiedade toma conta...

Se medir a todo instante não faz bem para você. E enquanto a medida do peso representar um peso na sua vida e afetar o seu relacionamento com a comida, evite se maltratar e se expor a esta condição.

"Eu acho outras pessoas gordas bonitas, só não consigo aceitar isso em mim."

Certamente você já percebeu que os movimentos *Body Positive*, que têm como foco principal o exercício da autoaceitação, estão fazendo um belo trabalho pelo mundo afora, né? É inegável que ter corpos normais, e diversos representados em campanhas publicitárias, refletem na nossa maneira de nos vermos. Somos expostos diariamente a inúmeras mensagens, pensamentos e imagens que reforçam a nossa insatisfação corporal. E você também já deve estar ciente de que por trás da sua insatisfação há o apelo para que você consuma produtos e serviços ligados à aparência, embrulhados em pacotes dourados de "felicidade", não é? Nós sabemos como é difícil não cair nessa armadilha terrível que é a indústria da beleza e da magreza.

Por isso, não raramente ouvimos em consultório a frase "Eu não sou gordofóbica! Eu consigo olhar para as mulheres gordas que se amam e acho isso lindo. Só que não consigo me sentir bem assim" ou ainda "eu jamais vou conseguir me amar gorda".

O ponto que merece destaque neste pensamento nem é se você tolera ou não as pessoas gordas. O ponto central é a sua sensação de "se sentir muito gordo(a)". Uma revisão sistemática da literatura, publicada no ano de 2015 por Macpherson-Sánchez comprova que a sensação de "estar muito gordo(a)" (que pode ou NÃO estar relacionada ao peso real) faz com que deixemos de confiar no nosso próprio corpo, nos desconectando dele. E quando nos desconectamos da nossa fisiologia, ignorando os nossos sinais internos de fome e saciedade e rejeitando nossas necessidades mais básicas, acionamos o nosso instinto natural de sobrevivência. A sensação de que você não pode confiar no seu corpo e que você deve fazer o controle do peso nos leva ao medo da

---

gordura. E tudo isso resultará em quê? Em um comer descoordenado, que varia entre a restrição extrema e episódios de compulsão alimentar.

Um comer descoordenado, inevitavelmente, nos traz sofrimento. Perceba que a sensação de não ter controle diante da comida, de ver nela a sua pior inimiga, que experimentar as sensações ambíguas de prazer imediato, culpa e fracasso te machucam. E tudo isso começou lá atrás, quando você se olhou no espelho e se sentiu inadequado(a) demais, o que te fez entrar num ciclo que parece jamais ter fim: insatisfação-controle e descontrole com a comida-mais insatisfação ainda.

Por isso, é importante que você quebre este ciclo. Que se dê conta de que é assim que você está vivendo ao longo de toda a sua vida e que isso só está te deixando pior. Se odiar, se privar, se punir, só vai te trazer ainda mais insatisfação. Busque se reconectar e reestabelecer a confiança no seu corpo. Pare de se machucar com a comida, busque fazer as pazes com ela. Não existe alimento bom ou ruim quando se tem um comer equilibrado. Você merece viver isso! E se precisar de ajuda, peça!

Fazendo as pazes com meu corpo

Já mencionamos aqui a importância de que você cultive um relacionamento positivo com seu corpo. Acreditamos que é impelido pelo propósito de cultivar a sensação de bem-estar na sua própria casa = corpo que você se sentirá motivado a implementar modificações de comportamentos saudáveis de maneira sustentável e permanente. Ninguém se modifica pelo medo. Grandes mudanças acontecem pelo amor, por meio de motivações intrínsecas. Os resultados dessas mudanças comportamentais poderão repercutir no seu peso, mas é importante ressaltar que, diferentemente dos outros tipos de abordagem, este livro não tem como finalidade promover o emagrecimento, e sim mudanças permanentes na sua vida na forma de se relacionar com a comida e com a sua saúde.

Enquanto a alimentação e a prática regular de exercício físico forem meios para se atingir um fim (o emagrecimento) na sua vida, dificilmente você conseguirá manter um relacionamento amistoso com estes dois elementos. Comer e movimentar-se são o próprio fim, ou seja, são meios de tornar a sua vida mais prazerosa, leve e rica em experiências. Essas são ações que por si sós são neutras. As suas experiências prévias é que podem ter te levado a atribuir uma conotação negativa a elas, e não significa que você seja uma pessoa sem foco, sem disciplina e sem força de vontade porque ainda não implementou uma relação equilibrada com a comida e uma rotina regular para movimentar seu corpo. Você está no caminho! Mudando a maneira de se relacionar com seu corpo é que você perceberá como comer e exercitar-se pode ser mais simples e muito mais gostoso do que você imagina.

Então, que tal se você resolvesse se comprometer com metas bem simples para criar, aos poucos, uma relação mais amorosa consigo? Comece refletindo sobre os questionamentos a seguir:

Quais são as frases que eu tenho dito sobre mim e sobre o meu corpo, quando me vejo diante do espelho?

....
....
....
....
....

Essas frases e pensamentos perpetuam uma relação positiva ou uma relação negativa comigo e com o meu corpo?

....
....
....
....
....

O que eu escolho agora dizer sobre mim e sobre o meu corpo a fim de que eu possa cultivar sentimentos positivos no lugar de autodepreciação e repulsa? (Em outras palavras, o que eu direi sobre mim em vez de xingamentos?)

....

....

....

....

....

....

Você já percebeu como fomos sistematicamente treinados a olhar e a falar sobre aquilo que ainda nos falta, no que ainda não somos bons, mas, raramente, somos incentivados a reconhecer e a ressaltar nossas potencialidades?

Reforçar nossas inseguranças no lugar de fortalecer as nossas potencialidades é uma estratégia muitíssimo interessante para o mercado. Afinal, é na insegurança que não nos sentimos suficientemente capazes para fazer um trabalho e iniciamos um novo curso de especialização. É na insegurança de não estar adequado para uma viagem à praia que compramos um pacote de tratamentos estéticos. É por insegurança e por medo que fazemos e consumimos coisas sempre com o intuito de "estar adequados". Aliás, é importante refletirmos sobre esta pergunta, não? O que é estar adequado para você? Por que é importante adequar-se? Faça-se estas e as perguntas a seguir, com honestidade, amorosidade e reflexão:

Por que eu realmente quero emagrecer?

....

....

....

....

....

O que isso irá me trazer?

....

....

....

Como irei me sentir?

....

....

....

Já estive no peso que considero ideal antes? Como eu me sentia? Estava feliz? Minha relação com a comida estava boa?

....

....

....

Se eu tivesse apenas um ano de vida, e soubesse disso, emagrecer ainda seria minha prioridade?

....

....

....

Quais são as coisas que tenho deixado de fazer por que não estou no corpo que desejo?

....

....

....

E considerando a hipótese de que eu nunca emagrecerei? Conseguirei ser feliz? Como poderia aproveitar minha vida no corpo que tenho?

....

....

....

O que eu gostaria de fazer hoje e que meu corpo me permite fazer?

....

....

....

As profundidades da nossa relação com o corpo

Lia chegou para acompanhamento relatando se sentir muito mal e desconfortável com seu corpo, pois havia ganhado muito peso nos últimos anos e dizia estar ainda mais preocupada porque vivia rodeada de comida grande parte do seu tempo, já que atuava profissionalmente como chefe de cozinha. Sentia muito medo e culpa ao comer. Desde que ganhara peso, buscou vários profissionais da nutrição e aprendeu a evitar, trocar e restringir o consumo de vários alimentos, tornando o medo e a culpa ao comer ainda piores. Iniciamos tratamento e, pouco a pouco, Lia foi aprendendo a confiar novamente em seu corpo para se alimentar, a respeitar seus sinais internos de fome e saciedade, a identificar momentos em que comia em razão das emoções. A percepção do seu ponto de saciedade foi um ponto-chave para que percebesse o quanto de comida estava ingerindo sem prazer, simplesmente por estar desatenta e desconectada do seu corpo, tentando resistir aos alimentos. Com a redução da quantidade, sem esforço, de forma natural e consciente, o reflexo dentro de algumas semanas foi a regularização do peso. Lia passou a receber vários elogios e a ser questionada sobre qual era a dieta que estava seguindo. Incomodava-se profundamente pelo "interesse" das pessoas pelo seu corpo. Ao longo do acompanhamento, identificou um desconforto por estar em um tamanho de corpo no qual até se sentia bem na frente do espelho, mas que representava uma feminilidade e fragilidade na qual se sentia desconfortável, especialmente em seu ambiente de trabalho, extremamente masculinizado. Lia, sem se dar conta, desconectou-se novamente dos seus sinais internos e voltou a comer em exagero e a recuperar o peso perdido. Neste ponto do processo, vimos que Lia precisava, além do nosso apoio, de auxílio da psicoterapia para lidar com as questões mais profundas da sua relação com seu corpo. Assim, ela passou a fazer terapia.

Um ponto que parece muito intrigante, levantado por psicanalistas, como Susie Orbach, é que podem existir "benefícios" em se manter no corpo atual por mais que você conscientemente não goste dele, como o caso de Lia, que percebe, durante acompanhamento também com psicólogo, que um peso maior lhe proporciona mais segurança no seu ambiente de trabalho. A isso a psicanalista Susie Orbach dá o nome de "ambivalências", ou seja, todos os significados positivos e negativos que seu corpo atual pode representar, e que precisam ser explorados, para que você possa entender e ressignificar a sua relação com ele. Percebe-se assim que, diferentemente do proposto pela mídia, a questão do peso pode não ser nada simples. A forma como nos percebemos e como reagimos a estímulos externos em relação à nossa aparência e seus significados é algo bastante complexo para que possamos reduzir a questão peso a uma mera equação de balanço energético.

A insatisfação corporal pode ter raízes mais profundas e que precisam ser exploradas com cuidado. No exercício seguinte, convidamos você a refletir um pouco mais sobre o que seu corpo representa, mas salientamos que, se você tem percebido muito sofrimento em relação ao seu corpo atual e a questão do peso é uma dor em sua vida, que você procure um profissional psicólogo para lhe ajudar a se aprofundar nas raízes e na condução das complexidades em relação à sua imagem. Afinal, somos seres complexos e tudo que circunde nossa saúde pode não ser tão simples como tem sido divulgado por aí.

Como eu imagino que seja um corpo no qual eu me sinto confortável em estar?

....
....
....
....

Como seria a minha vida se eu tivesse este corpo no qual que me sinto confortável em estar?

....
....
....
....

Qual foi ou é o peso (ou a faixa de peso) em que consegui me manter por mais tempo sem fazer esforço e loucuras ao longo da minha vida?

....
....
....
....

Este corpo no qual eu me sinto confortável está dentro da faixa de peso, na qual consegui me manter sem esforço em algum momento da minha vida? Este então seria um corpo possível para mim atualmente?

....
....
....
....
....

O que eu gostaria de fazer hoje e que meu corpo me permite fazer?

....

....

....

....

E, estando no peso em que estou hoje, que experiências posso viver? Que sonhos posso realizar? O que meu corpo me permite fazer?

....

....

....

....

O que meu corpo pode fazer?

Reflita profundamente sobre o que você acabou de escrever e vamos caminhar alguns pequenos passos neste trabalho de construir uma relação mais positiva com o seu corpo. Sugerimos que você inicie este trabalho de reconhecimento e exploração desta sua "nova casa" reconhecendo melhor o seu "território" com o exercício seguinte. Ao longo desta semana, diariamente, reserve algum tempo para registrar quais foram as coisas boas que o seu corpo lhe permitiu fazer, comprometendo-se a retribuir a ele com muito cuidado e respeito.

Exercício

O que meu corpo pode fazer?

Dia	Quais foram as coisas boas que meu corpo me permitiu fazer hoje?
1	
2	
3	
4	

Dia	Quais foram as coisas boas que meu corpo me permitiu fazer hoje?
5	
6	
7	

Ao longo desta semana, dedique-se também a registrar no Diário, além dos demais aspectos sobre fome, saciedade, permissão incondicional de comer, também os seus pensamentos e sentimentos sobre o seu corpo. Nesta nova coluna, avalie se a sua percepção sobre a sua imagem varia de um dia para o outro e exercite este olhar investigando se esta percepção se relaciona com a maneira como você se alimenta. Desejamos semana de muitas descobertas boas!

Diário 6
Explorando minha relação com meu corpo

Dia da semana	Busca por comida (hora)	Por que eu estou comendo? É fome ou sentimento?		Qual seu nível de saciedade?	Eu comi o que eu realmente queria ter comido?	Como me sinto sobre meu corpo hoje?
		Se fome, qual o nível de fome?	Se sentimento ou situação, descreva.			
1						

Dia da semana	Busca por comida (hora)	Por que eu estou comendo? É fome ou sentimento?		Qual seu nível de saciedade?	Eu comi o que eu realmente queria ter comido?	Como me sinto sobre meu corpo hoje?
		Se fome, qual o nível de fome?	Se sentimento ou situação, descreva.			
2						

| Dia da semana | Busca por comida (hora) | Por que eu estou comendo? É fome ou sentimento? | | Qual seu nível de saciedade? | Eu comi o que eu realmente queria ter comido? | Como me sinto sobre meu corpo hoje? |
		Se fome, qual o nível de fome?	Se sentimento ou situação, descreva.			
3						

Dia da semana	Busca por comida (hora)	Por que eu estou comendo? É fome ou sentimento?		Qual seu nível de saciedade?	Eu comi o que eu realmente queria ter comido?	Como me sinto sobre meu corpo hoje?
		Se fome, qual o nível de fome?	Se sentimento ou situação, descreva.			
4						

Dia da semana	Busca por comida (hora)	Por que eu estou comendo? É fome ou sentimento?		Qual seu nível de saciedade?	Eu comi o que eu realmente queria ter comido?	Como me sinto sobre meu corpo hoje?
		Se fome, qual o nível de fome?	Se sentimento ou situação, descreva.			
5						

Dia da semana	Busca por comida (hora)	Por que eu estou comendo? É fome ou sentimento?		Qual seu nível de saciedade?	Eu comi o que eu realmente queria ter comido?	Como me sinto sobre meu corpo hoje?
		Se fome, qual o nível de fome?	Se sentimento ou situação, descreva.			
6						

Dia da semana	Busca por comida (hora)	Por que eu estou comendo? É fome ou sentimento?		Qual seu nível de saciedade?	Eu comi o que eu realmente queria ter comido?	Como me sinto sobre meu corpo hoje?
		Se fome, qual o nível de fome?	Se sentimento ou situação, descreva.			
7						

Parte 3

Semanas 7 a 9

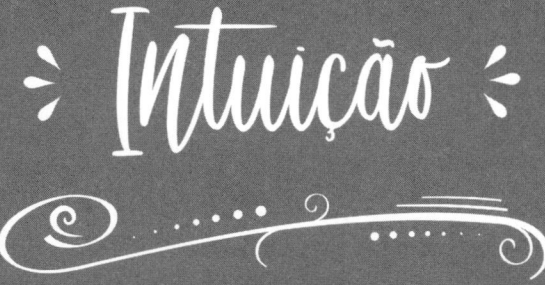

Intuição

Semana 7

Como eu me protejo?

Seja muito bem-vindo(a) à nossa sétima semana juntos e à terceira e mais gostosa etapa de trabalho: o despertar da intuição e da sua autonomia alimentar. Acreditamos que, a esta altura, você já esteja percebendo mudanças importantes na sua maneira de se alimentar, e é provável que esteja sentindo menos culpa e mais liberdade nos momentos de saborear a comida, não é mesmo?

Mas, antes de tratarmos do assunto desta semana, vamos recapitular brevemente como foi esta semana de ampliação da sua consciência sobre o relacionamento com o seu corpo. Registre brevemente aqui quais foram os seus principais ganhos nesta semana ao identificar o que seu corpo lhe permitiu fazer. Como foi ter esse diferente olhar mais positivo sobre seu corpo? (Ressaltamos, novamente, que a nossa relação com nosso corpo e nossa imagem não é um processo simples, e muitas vezes é necessária a ajuda de um profissional psicólogo para entender essa profundidade. Não descarte essa ideia, se sentir a necessidade):

....

....

....

....

....

....

Você conseguiu perceber se, estando mais em paz com o seu corpo, o seu relacionamento com a comida se modifica?

....

....

....

....

Estabelecer e manter um relacionamento positivo com o próprio corpo, sabemos, é um trabalho que exige tempo, paciência e persistência. Dessa maneira, recomendamos que você permaneça exercitando seu olhar amoroso e compassivo sobre si, pois a reforma deste espaço negligenciado tomará algum tempo. Mas esteja certo(a) de que este é um caminho lindo que lhe trará recompensas e descobertas inimaginavelmente deliciosas. Pode apostar!

Nesta semana, trabalharemos um tema de extrema importância neste sentido para que você viva em paz com a comida e com o corpo: "Como você pode se proteger das influências externas".

Pois é, acreditamos que você tenha percebido que parar de fazer dietas e começar a cultivar um relacionamento mais positivo consigo e com a comida é um constante remar contra a maré. Vivemos, infelizmente, em uma cultura que supervaloriza a imagem corporal e nos preenche constantemente de informações sobre dietas, restrições, controle alimentar e disciplina. É só sairmos à rua que percebemos um *outdoor* com alguma manchete sobre um método revolucionário de perda de peso, não é mesmo? Se vamos ao consultório médico, há alguma revista sobre alguma celebridade que emagreceu. Se navegamos nas redes sociais, somos bombardeados, com frequência, com informativos sobre como emagrecer de maneira rápida. E não é incomum que recebamos constantemente comentários e dicas de pessoas próximas ou conhecidas sobre dietas e emagrecimento. Ou seja, estamos imersos em uma cultura que nos incentiva a guerrear com a balança e a brigar com a comida. Por isso, chegamos à etapa de conversarmos sobre como nos proteger de tudo isso e aprender a filtrar as informações que recebemos, de maneira a nos mantermos leves e felizes conosco e com a comida.

Lidando com a Polícia da Dieta

Vivemos em uma cultura que propaga os discursos negativos sobre o corpo e o constante discurso sobre dietas e restrições alimentares. Isso acaba se tornando um obstáculo persistente para um bom relacionamento com a comida, pois alimenta nossa mentalidade da dieta. Por isso, precisamos aprender a lidar com toda essa informação julgadora que recebemos e a filtrá-la, pois de outra maneira viveremos constantemente reféns da "Polícia da Dieta", nome dado pelas autoras Evelyn Tribole e Elyse Resch para as constantes vozes julgadoras da alimentação que fazem parte da vida de muitas pessoas.

A Polícia da Dieta são aqueles pensamentos que constantemente julgam nossas escolhas e comportamentos alimentares. Tais pensamentos nos fazem culpados se comemos algo que não deveríamos, e, em outro sentido, nos fazem sentir "adequados" se "comemos certinho". Ou seja, são pensamentos – coletivos e, em certo ponto, individuais – que compõem o chamado terrorismo nutricional, ou *nutricionismo* (termo criado pelo pesquisador australiano Gyorgy Scrinis), que alude ao fato de que nossa alimentação tem sido constantemente avaliada em seu conteúdo nutricional e tem se tornado um código de ética moral, sendo utilizada como referência para avaliar se somos pessoas boas ou não, disciplinadas ou não.

Pense conosco: será mesmo que algo tão orgânico como a alimentação deveria ser o referencial para julgarmos se somos pessoas disciplinadas? Se nosso dia foi bom ou não? O fato é que estamos vivendo em uma era de terrorismo nutricional. E a Polícia da Dieta passa a ser parte de nossa mente, como uma voz constante que nos julga e nos avalia segundo o referencial da alimentação nutricionalmente "perfeita" e adequada.

Dessa forma, como você pode perceber, para cultivarmos um relacionamento de paz com a comida, precisamos desafiar essa Polícia da Dieta, diminuindo, pouco a pouco, o barulho que esses julgamentos têm em nossa mente, para que passemos a escutar, assim, os sinais do nosso corpo. As autoras da Alimentação Intuitiva colocam que essa Polícia da Dieta se traduz, na verdade, em várias vozes dentro de nossa cabeça. Veja o quadro a seguir:

	Voz	Exemplo da voz	Como prejudica meu relacionamento com a comida	Como ajuda no meu relacionamento com a comida
Vozes da Polícia da Dieta	A Polícia da Dieta	"Cuidado com o que você vai comer. Tudo nessa mesa engorda. Se continuar comendo brigadeiros, - vai continuar gorda pra sempre"	É cheia de julgamentos e faz com que você se mantenha no ciclo restrição alimentar-desejo aumentado-comer compulsivamente. Ela preenche sua cabeça com a mentalidade da dieta e o(a) afasta dos sinais internos do seu corpo.	Não ajuda.
	O informante da Nutrição	"Brigadeiro tem muito açúcar, e você sabe que não deveria comer açúcar, né?"	Esta voz usa a ciência da Nutrição para te manter dentro da mentalidade da dieta (mesmo que seja incons-cientemente, isto é, você diz que é em nome da saúde, mas no fundo está preso em um mar de regras de dietas).	Não ajuda.
	O rebelde da dieta	"Ninguém vai me dizer o que comer ou o que não comer nesta festa! A semana inteira comendo apenas salada e frango grelhado! Mas não hoje! Vou comer tudo o que eu quiser, não ligo mais pra essa dieta! É só hoje."	É a voz que faz com que você se rebele contra a dieta – pois ela lhe traz muito sofrimento – e entre para a fase do ciclo das dietas em que você come de maneira exagerada.	Não ajuda.

Fonte: Tradução livre, adaptado de Tribole e Resch (2012).

Considerando o quadro acima, você percebe estas vozes julgadoras e controladoras na sua mente? Será que elas realmente ajudam, ou estão contribuindo para que você se mantenha no ciclo restrição alimentar-desejo aumentado pelo alimento-comer exageradamente? Será que elas contribuem para que você mantenha uma alimentação saudável, ou promovem uma relação pesada e sofrida com a comida?

Assim como as autoras da Alimentação Intuitiva, convidamos você a reconhecer na sua rotina estas vozes e a desafiá-las, não dando tanta força e importância a elas e substituindo-as por um discurso mais positivo e compassivo. Veja no quadro abaixo exemplo de vozes da Alimentação Intuitiva que podemos cultivar em nossa mente:

	Voz	Exemplo da voz	Como prejudica meu relacionamento com a comida	Como ajuda no meu relacionamento com a comida
Vozes da Alimentação Intuitiva	O antropólogo	"Nossa, quantos pratos maravilhosos nesse buffet!". "O que mais lhe interessa? Qual seu nível de fome, para lhe ajudar a mensurar o quanto você deve colocar no seu prato?"	Não prejudica.	O antropólogo é um observador neutro da situação em que você está vivendo, e que te dá perspectiva da sua interação com a comida. Não julga, nem critica, apenas observa para ajudá-lo a entender melhor seu corpo e o modo como você come.
	O gentil	"Você comeu muito macarrão e agora está se sentindo cheia demais. Mas não há problema! Você estava com uma fome muito intensa, e por isso comeu de maneira tão rápida! Da próxima vez, para não ficar desconfortável, você pode tentar comer um pouco mais devagar."	Não prejudica.	Ajuda você a enfrentar os julgamentos da Polícia da Comida. Te dá suporte, apoio!

	Voz	Exemplo da voz	Como prejudica meu relacionamento com a comida	Como ajuda no meu relacionamento com a comida
Vozes da Alimentação Intuitiva	O rebelde aliado	"Meu marido disse que eu não deveria comer a sobremesa, porque estou gorda. Isso me dá vontade de comer o pote inteiro, só de raiva. Mas não farei isso, ao contrário, conversarei com meu marido para que ele não se intrometa mais na minha alimentação, mesmo que por uma preocupação, pois estou num processo de cuidar de mim."	Não prejudica.	Quando você transforma o Rebelde da Dieta no Rebelde Aliado, este pode ajudar você a se proteger de "invasões", isto é, de comentários e críticas vindas de outras pessoas.
	A nutrição aliada	"Meu café da manhã, com pãozinho com manteiga está delicioso. Mas sei que só poderei almoçar daqui a muitas horas. Então vou comer um pouco de mamão com aveia, que tem mais fibra, para me dar mais saciedade."	Não prejudica.	Quando desvinculada da Polícia da Dieta e quando você está em paz com a alimentação e com seu corpo, tendo permissão total para comer de tudo, você consegue transformar o Informante da Nutrição na Nutrição Aliada, a qual pode ajudá-lo a nutrir melhor seu corpo. (Falaremos mais sobre isso na Semana 9, mas não se adiante!)
	O comedor intuitivo	"Nossa, que comida deliciosa! Sinto saciedade chegando! Mais algumas garfadas e estarei satisfeita e saciada!"	Não prejudica.	Esta voz confia nos seus sinais internos, confia no corpo e mantém o prazer de comer.

Fonte: Tradução livre, adaptado de Tribole e Resch (2012).

Estas "vozes" positivas podem e devem ser cultivadas por você para auxiliar no seu processo de fazer as pazes com a comida. Percebe como elas são muito mais gentis e compassivas, sem aquela postura julgadora e crítica? Com um discurso mais positivo na sua mente, é possível que sua relação com a comida fique cada vez mais leve!

Aproveite o espaço abaixo para fazer uma análise de como estão suas vozes a respeito da alimentação. Elas são mais positivas ou negativas? Elas têm lhe ajudado ou atrapalhado?

....

....

....

....

....

....

Lidando com os comentários e as críticas

Muitas vezes, nossa relação com a comida e com o corpo é invadida por comentários e críticas de pessoas próximas e conhecidos. Sabe aquela tia que está sempre criticando o corpo das pessoas? Sabe aquela pessoa que diz que se preocupa com a sua saúde e por isso se sente na liberdade de lhe enviar receitas, dietas e dicas de emagrecimento? Sabe quando você recebe um comentário malicioso sobre o seu corpo, que te deixa sem ação na hora e depois com uma baita raiva, porque não conseguiu reagir e dar a merecida resposta ao engraçadinho? Acontece de você se pegar, literalmente, colocando comida para dentro ao vivenciar uma situação desconcertante dessas? É comum! Sabemos que esses comentários e críticas podem causar sofrimento e até mesmo modificar nosso comportamento alimentar, por isso vamos tirar um tempo para refletir sobre maneiras diferentes para lidar com eles, não precisando buscar a comida para confortar o vazio que se forma.

Para lidar com as interferências externas, ou seja, os comentários que te machucam e são capazes de fragilizar a maneira como você se vê, é importante saber algumas coisas:

1. **Quem estabelece os limites é você**: educar as pessoas do seu convívio para que elas não ditem a maneira como você deve se alimentar e se apresentar é um direito e, mais do que isso, é um dever, para que você tenha bem-estar e liberdade. Seja claro e gentil. Diga às pessoas que elas não estão autorizadas a falar sobre o seu corpo e a tecer comentários sobre o seu comportamento alimentar.

2. **O que as pessoas dizem sobre o seu corpo e sobre a sua maneira de se alimentar está muito mais relacionado às questões de quem profere o comentário do que sobre você.** As pessoas que estão ok com a própria imagem raramente estão atentas observando e nunca se incomodam com corpos alheios. Em compensação, pessoas extremamente inseguras com seus corpos são aquelas que utilizam como estratégias, para se sentirem um pouco menos piores, a comparação e a depreciação. Portanto, se alguém lhe deu um "conselho" que te machucou, não leve a mal, pois não foi para você essa dica. Esta pessoa falou sobre si mesma.

3. **Pessoas dizem coisas aleatórias e despropositadas a todo instante. Se te tocou, é porque encontrou ressonância em você. É porque é provável que você acredite que ela tenha razão.** Que tal, neste caso, tentar desconstruir e ressignificar dentro de você essa verdade que você criou e que tem te feito sofrer?

Nossa única capacidade de controle sobre as interferências externas reside na forma que temos de interpretar e atribuir significados ao que nos acontece. Sendo assim, a sua maneira de se proteger da polícia da dieta e dos fiscais de corpos alheios é escolhendo atribuir significados de pouquíssima importância ou valor ao que eles dizem. Veja o exemplo abaixo e complete as lacunas com as frases que impactam na sua autoestima e exercite dando novas interpretações a estas frases.

Ressaltamos que, assim como conversamos sobre a profundidade da nossa relação com o corpo, muitas vezes lidar com os comentários de pessoas próximas pode ser mais difícil e dolorido por razões que precisam ser exploradas mais a fundo. Por isso, caso você perceba que sente muito sofrimento em relação aos comentários de outras pessoas, recomendamos novamente a procura de um profissional capacitado para ajudar a entender a complexidade desta situação.

Como me protejo?

Frases que me machucam	Possíveis Interpretações
A irmã magra diz "Não vou comer hoje, pois comecei uma nova dieta".	Ela não quis insinuar que eu estou gorda. Apenas está se sentindo mal e insegura e alimenta a crença de que emagrecer vai ajudá-la a ter mais autoconfiança. Não preciso tomar isso para mim.

"Como posso ir à praia assim?"

O que a gente costuma dizer quando ouve esta frase em consultório é "Como você pode NÃO IR à praia assim?" Você tem saúde, seu corpo está em perfeito funcionamento. Faz algum sentido você colocar a sua vida na espera, deixar de viver momentos que poderão ficar guardados para sempre em sua memória, simplesmente porque seu corpo não está dentro dos padrões?

A vida está acontecendo agora! É comum que deixemos sempre a melhor louça, a melhor roupa, o melhor sapato, para viver momentos que nunca chegam.

O tempo é o nosso único recurso esgotável e irrecuperável de fato e viver cada dia da melhor maneira que você puder é o seu verdadeiro propósito.

Gostamos sempre de compartilhar essa perguntinha poderosa aqui quando o assunto é eleger prioridades na vida: "Se você tivesse apenas um ano de vida e soubesse disso, o seu principal objetivo ainda seria emagrecer?"

Se estar com as pessoas que você ama, aproveitar o seu tempo livre de descanso, relaxar depois de um ano cheio de trabalho e afazeres depende da sua aparência impecável para acontecer, quando é que você vai realmente se colocar como prioridade?

Deixa a gente te contar um segredinho: quem está vivendo a própria vida com alegria e leveza não anda fiscalizando corpos alheios na praia não. Está simplesmente se ocupando com viver a própria vida. E você também pode fazer o mesmo!

Então, bota a sua carinha e seu corpinho no sol e se joga na vida, vai?! Isso sim é ter saúde!

Ao longo desta semana a sua tarefa será, além de identificar as vozes externas e internas que ecoam no seu meio, buscando dar novas interpretações mais compassivas e gentis a elas, permanecer preenchendo o Diário com as observações sobre o seu corpo. Aproveite para aprender uma pouco mais e a exercitar a autocompaixão e o não julgamento.

Diário 7

Explorando minha relação com meu corpo

Dia da semana	Busca por comida (hora)	Por que eu estou comendo? É fome ou sentimento?		Qual seu nível de saciedade?	Eu comi o que eu realmente queria ter comido?	Pensamentos e frases que apareceram em minha mente (aproveite para tentar transformá-las em vozes mais positivas)
		Se fome, qual o nível de fome	Se sentimento ou situação, descreva			
1						
2						

Dia da semana	Busca por comida (hora)	Por que eu estou comendo? É fome ou sentimento?		Qual seu nível de saciedade?	Eu comi o que eu realmente queria ter comido?	Pensamentos e frases que apareceram em minha mente (aproveite para tentar transformá-las em vozes mais positivas)
		Se fome, qual o nível de fome	Se sentimento ou situação, descreva			
2						
3						

Dia da semana	Busca por comida (hora)	Por que eu estou comendo? É fome ou sentimento?		Qual seu nível de saciedade?	Eu comi o que eu realmente queria ter comido?	Pensamentos e frases que apareceram em minha mente (aproveite para tentar transformá-las em vozes mais positivas)
		Se fome, qual o nível de fome	Se sentimento ou situação, descreva			
4						
5						

Dia da semana	Busca por comida (hora)	Por que eu estou comendo? É fome ou sentimento?		Qual seu nível de saciedade?	Eu comi o que eu realmente queria ter comido?	Pensamentos e frases que apareceram em minha mente (aproveite para tentar transformá-las em vozes mais positivas)
		Se fome, qual o nível de fome	Se sentimento ou situação, descreva			
5						
6						

Dia da semana	Busca por comida (hora)	Por que eu estou comendo? É fome ou sentimento?		Qual seu nível de saciedade?	Eu comi o que eu realmente queria ter comido?	Pensamentos e frases que apareceram em minha mente (aproveite para tentar transformá-las em vozes mais positivas)
		Se fome, qual o nível de fome	Se sentimento ou situação, descreva			
7						

8

Semana 8

Como eu me redescubro?

Chegamos à nossa penúltima semana juntos e vamos trabalhar agora um dos temas, literalmente, mais deliciosos, na nossa experiência. Exercitar comer com atenção e intenção de sentir prazer, aproveitar e redescobrir pode ser surpreendente!

Mas, antes, vamos recapitular como foram as suas vivências da semana que se passou. Registre aqui quais foram as suas principais percepções sobre as vozes externas e internas do seu meio. Você percebeu se está conseguindo lidar melhor com elas? Sua mente tem sido um ambiente mais positivo ou mais negativo?

....

....

....

....

....

....

Como você está se sentindo em relação ao seu corpo e à comida desde que iniciou a leitura e as reflexões propostas neste livro?

....

....

....

....

....

....

....

....

....

....

O fator satisfação

Segundo Abraham Maslow, as pessoas são guiadas por suas necessidades não atendidas, buscando a satisfação. Ele diz que, se não estamos satisfeitos, não estamos felizes. Seja em nossos relacionamentos, em nossa carreira, em relação à comida, a satisfação é muito importante.

Quando não obtemos satisfação, tendemos a continuar buscando o objeto de satisfação até alcançá-la, e tem se visto isso na alimentação. Sabe aquela sensação de "não era bem isso que eu queria ter comido"? É provável que nesse momento você não tenha obtido satisfação, o que gera um sentimento frustrante e a constante busca de algum promotor dessa satisfação desejada. Por exemplo, talvez sua refeição não tenha sido satisfatória, não estando tão gostosa como você antecipou, ou não sendo aquilo que você queria ter comido, e você saia da mesa insatisfeito. Nesse momento, não é nada incomum que ocorra a procura de um doce, uma sobremesa, para trazer a satisfação desejada. E, caso você resista ao doce e não o coma, não é nada incomum que você passe as horas seguintes pensando em comida.

A verdade é que obter satisfação nas refeições é um fator importantíssimo, não apenas um bônus. A não obtenção da satisfação pode fazer com que você se mantenha pensando constantemente em comida e que em algum momento você acabe comendo o alimento satisfatório de maneira mais exagerada para obter essa satisfação. Pense conosco: quantas vezes você comeu uma fruta seca quando na verdade queria um chocolate? E quantas vezes, depois desta fruta seca, você acabou comendo várias coisas em busca da satisfação que o chocolate daria? E, em quantas destas vezes, ao fim, você acabou sucumbindo ao chocolate, até o comendo de maneira exagerada? Será que não teria sido mais fácil comer o chocolate? Segundo as autoras da Alimentação Intuitiva, quando não obtemos a satisfação que procuramos, geralmente, acabamos comendo mais.

No outro sentido, as autoras colocam que quando se come obtendo satisfação (ou seja, comendo aquilo que se quer), geralmente come-se menos. Você foi capaz de observar isso quando passou a se dar permissão incondicional de comer? Pegando o exemplo citado acima, se eu tivesse logo comido um pedaço de chocolate, que era o que eu queria, eu teria comido muito menos, não é mesmo?

O *Guia Alimentar Japonês* recomenda, e nós concordamos: "Que todas as atividades relacionadas ao comer ou à comida sejam prazerosas". Na nossa cultura atual, em que comer é uma questão de disciplina e de dar combustível ao corpo, o prazer é muitas vezes negligenciado, ou até mesmo visto como algo ruim. Vivemos em uma cultura que valoriza o sofrimento e a dificuldade. Porém, o prazer de comer é algo natural, que faz, inclusive, parte de todo o processo de digestão do alimento. Quando comemos algo com prazer, saboreando, acabamos, por consequência, comendo mais devagar, com mais atenção e conexão, e damos tempo para que o corpo possa ir realizando a digestão com calma.

Descobrir o fator satisfação é o sexto princípio da Alimentação Intuitiva, porém, as autoras afirmam que a busca de satisfação é o núcleo central desta filosofia. Na verdade, é por meio da busca de satisfação que passamos a atender todos os princípios. Por exemplo, repare conosco: ao focar em obter satisfação na refeição, você provavelmente irá descobrir que comer com fome é mais prazeroso, assim como passar muito da saciedade passa a provocar desprazer. Ou seja, o prazer é uma ferramenta utilizada para o corpo para coordenar também os sinais da alimentação, como fome e saciedade.

Explorando o prazer de comer

Para redescobrir o prazer de comer, sugerimos esta avaliação: 1) "o que" você quer comer naquele momento, o que lhe apetece mais; 2) quais são as sensações que a comida provoca, como sabor, textura, aparência, temperatura, que são únicas para cada pessoa. Trazendo estes dois questionamentos, 3) quais sensações corporais a comida desperta em você, isto é, como você se sente durante e após comer (pleno e feliz, ou estufado e incomodado, por exemplo). Assim, já salientamos para você que cada refeição passa a ser uma experiência, que começa no antes, perpassa o durante e termina no depois. E obter satisfação significa que essa experiência foi positiva e agradável.

Da mesma forma, não obter satisfação na refeição significa ou a sensação de "não era isso que eu queria ter comido" ou não se agradar das características sensoriais do alimento ou sensações corporais provocadas por ele. É claro que sabemos que nem sempre é possível comer aquilo que realmente queremos, e nem sempre a refeição agradará nosso paladar, porém, quanto mais focamos em obter prazer e satisfação com a alimentação, mais a alimentação se refletirá como algo positivo em nossa vida. E, como conversamos nas semanas anteriores, também é grande a chance de que você esteja atendendo às suas necessidades nutricionais, tendo em vista que, segundo as autoras da Alimentação Intuitiva, demandas de nutrientes podem se manifestar por meio dos "desejos" alimentares.

Passo a passo para recuperar o prazer de comer

1. Pergunte-se o que você quer comer

A satisfação vem quando você realmente reflete sobre aquilo que gostaria de comer, dá-se permissão para comer aquilo e, então, relaxa e aproveita este alimento (indiferentemente se é mais ou menos nutritivo).

"O que estou afim de comer?"

"Eu quero algo salgado, doce, apimentado, refrescante...?"

"Eu quero algo macio, crocante, cremoso...?"

"Eu quero algo quente, frio, gelado...?"

"Como eu quero me sentir após comer? Com o estômago preenchido, ou hoje quero algo mais leve?"

2. Quais sensações o alimento provoca?

Ao comer, observe com atenção todos os sentidos envolvidos no comer: **gosto, textura, aroma, aparência, temperatura...** Ao colocar o alimento na boca, esteja em contato com todos os sentidos e tire alguns segundos para apreciar:

"Qual o cheiro deste alimento?"

"Como ele aparenta? Me agrada?"

"Ele é crocante? Macio?"

"Como é seu gosto? Estou gostando disso? Em qual ponto da minha língua o gosto fica mais acentuado?"

"Estou apreciando este alimento?"

"Era isso que eu queria?"

"Como estou me sentindo? Como está sendo a experiência?"

Preste atenção também em sentidos como **tato e audição**! Ao pegar o alimento com as mãos, observe as sensações que ele provoca em sua pele! Observe sua textura, suas características peculiares. Imagine como ele seria em sua boca.

Também escute! Escute o barulho ao abrir uma embalagem, ou ao cortar e quebrar um alimento! Como isto soa para você? Te agrada? Te dá vontade de comer?

3. Faça com que sua refeição seja mais prazerosa

O momento da refeição pode fazer com que você obtenha mais satisfação ou não. Arrumar uma mesa bonita, ter um prato atraente, estar em um local agradável... tudo isso contribui para aumentar sua satisfação. As autoras da Alimentação Intuitiva dizem: *"Coma como um gourmand!"*. Elas acrescentam: *"Faça um compromisso com você de ter refeições prazerosas! "*

4. Observe: isto ainda continua gostoso?

Sabe quando você compra um pacote do biscoito que você adora e o come inteiro? Os primeiros biscoitos são deliciosos, mas os últimos já nem são tão bons assim? Isso é normal! O que acontece é que a exposição continuada à mesma comida faz com que sua satisfação com esta comida vá diminuindo conforme você come (isso também é um sinal de que a saciedade vem se aproximando). E isso explica o efeito maravilhoso da "primeira mordida" – de fato ela é mais gostosa!

Para assegurar que sua refeição continua prazerosa, continue observando as características sensoriais da comida e saboreando. Isso ainda continua gostoso? Se você percebe que não está mais obtendo satisfação, observe sua saciedade e considere parar de comer. Afinal, se você deixar para comer esta comida em outro momento, quando você estiver com fome novamente, é muito mais provável que você sinta muito mais prazer ao comer novamente!

Ao longo desta semana, o nosso convite é que você siga os passos que relacionamos aqui para fazer as refeições, a fim de que você possa recuperar o prazer ao comer e tornar o momento de se alimentar uma rica experiência sensorial. Por isso, além de investigar se você está respeitando seus sinais de fome e saciedade, observe ainda o componente "prazer" nas suas refeições, avaliando sua satisfação. *Voilà*! Aproveite!

Comendo de uma maneira diferente

Vamos fazer uma experiência com um comer diferente? A seguir, apresentamos a você uma prática de *Mindful Eating:* a meditação da uva passa.

Você já reparou no sabor da uva passa? Na textura? Nas sensações que ela desperta? Se você gosta, é provável que você consuma uvas passa dentro de preparações ou em punhados. Vamos comê-la agora de uma maneira diferente?

Pegue então uma pequenina uva passa em sua mão, e siga os passos abaixo. Para melhorar a experiência, sugerimos que você feche os olhos para realizar cada passo.

1) Feche os olhos e respire profundamente, enchendo os pulmões de ar, e deixando-o sair de maneira suave e tranquila.

2) Agora, abra os olhos e utilize alguns minutos para simplesmente olhar para a uva passa. Como ela é? Qual sua textura? Com o que ela se parece? Você já tinha reparado na aparência de uma pequena uva passa?

3) Feche os olhos e passe a uva passa pela palma e pelo dorso de sua mão. Qual sua textura? Qual seu nível de rigidez? Qual sensação ela te desperta? A sensação é diferente no dorso e na palma da mão?

4) Agora, com os olhos fechados novamente, leve a uva passa próximo de suas narinas. Cheire-a por alguns minutos. Qual seu cheiro? Como é esse cheiro? O que vem a sua mente quando você sente esse cheiro? Qual sensação ele te desperta?

5) Fechando os olhos novamente, leve a uva passa aos seus lábios. Como você sente sua textura nos lábios? O que você sente?

6) Leve então a uva passa à boca e, sem mastigar e de olhos fechados, sinta sua presença em sua boca. Como é a sensação de ter a uva passa dentro da boca? Sinto algum sabor? Qual sensação sinto em minha língua? E em minhas bochechas?

7) Comece a mastigar bem devagar, com apenas uma mordidinha. O que acontece em sua boca? Que sabor você sente? O que lhe vem à mente quando sente isso?

8) Mastigue-a com cuidado e pelo tempo mais longo que puder, para então engoli-la. Qual é o sabor de uma única uva passa? Que sensação isso lhe traz? O que lhe vem à mente? Ao engoli-la, perceba qual é a sensação na sua garganta. Até quando você ainda consegue sentir a uva passa?

9) Que sabor ficou agora em sua boca? É ainda o mesmo? Em quanto tempo ele desaparecerá? Que sensações essa experiência lhe trouxe?

Agora, avalie sua experiência. Como foi a sensação de comer uma única uva passa? É diferente do que comê-la de outra forma, em meio a preparações ou em punhados? Como é comer algum alimento desta forma tão diferente? O sabor muda? Escreva abaixo suas impressões:

....

....

....

....

A ideia do *Mindful Eating* é que possamos viver cada refeição como uma experiência, avaliando as sensações que são despertadas e os pensamentos que nos ocorrem. É claro que no dia a dia não é realista comer cada garfada de maneira tão vagarosa. Mas vamos combinar que colocar um pouquinho mais de atenção para perceber todos os sabores, cheiros, texturas, barulhos e sensações que são despertadas não é nenhum pouco ruim, não é mesmo?

Observação: caso você não goste de uva passa e não queira se sujeitar a esta experiência com ela, você pode utilizar outro alimento, como, por exemplo, um pedaço de chocolate!

Diário 8
Explorando o fator satisfação

Dia da semana	Busca por comida (hora)	Por que eu estou comendo? É fome ou sentimento?		Qual meu nível de saciedade?	Me senti satisfeito?
		Se fome, qual o nível de fome?	Se sentimento ou situação, descreva.		
1					
2					
3					
4					

Dia da semana	Busca por comida (hora)	Por que eu estou comendo? É fome ou sentimento?		Qual meu nível de saciedade?	Me senti satisfeito?
		Se fome, qual o nível de fome?	Se sentimento ou situação, descreva.		
5					
6					
7					

9

Semana 9

Como eu me guio?

Após 9 semanas de intensa investigação sobre seu relacionamento com a comida e de mudança da forma como você olha para os alimentos, chegamos à última semana da nossa caminhada juntos. Vamos tirar um tempo para que você possa reavaliar como foram suas semanas até agora. O que você tem descoberto a respeito da sua relação com a comida? O que lhe chamou a atenção? O que já mudou até então? Como você se sente hoje em sua relação com a comida?

....
....
....
....
....
....
....
....
....
....

....
....
....
....
....
....
....
....
....
....
....

Continuando a avaliação do seu processo até então, vamos trazer novamente um instrumento que você já preencheu nas últimas semanas. Preencha novamente o questionário **"Como está seu relacionamento com a comida?"**. Para completá-lo, copie suas respostas da semana 1 e depois leia cada uma das situações trazidas no questionário novamente, refletindo se elas ainda acontecem em sua vida **HOJE** ou não:

Questionário:

Como está seu relacionamento atual com a comida?

Parte 1	Copie aqui sua resposta do dia:	Sua resposta HOJE:	
		Sim	Não
Eu evito propositadamente comer alguns alimentos, como alimentos fonte de gordura, carboidrato ou calorias.			
Mesmo que eu tenha desejos por algum destes alimentos, eu tento evitá-lo(s).			
Eu tenho medo de ter doces (ou outro alimento) em casa, pois sinto que não consigo me controlar perto da comida.			
Fico ansioso(a) quando vou a eventos como aniversários ou casamentos, em que há comida em abundância.			
Eu sigo regras alimentares que ditam o que, quando e como comer.			
Eu faço minhas escolhas alimentares conforme o que eu acho mais "saudável", não considerando o que eu realmente tenho vontade.			
Eu me sinto culpado se eu como algo que considero "não saudável" ou que não estava planejado.			
Eu tenho sentimentos como culpa, medo ou vergonha ao comer.			

Parte 2		Sim	Não
Eu como quando me sinto emotivo (ansiedade, tristeza, depressão), mesmo que eu não esteja fisicamente com fome.			
Eu como quando estou entediado, mesmo quando não estou fisicamente com fome.			
Eu não consigo parar de comer, mesmo quando já me sinto saciado.			
Eu como quando me sinto sozinho, mesmo que eu não esteja com fome.			
Eu uso a comida para me ajudar a lidar com minhas emoções negativas.			
Eu como quando estou estressado, mesmo que não esteja com fome.			
Parte 3		**Sim**	**Não**
Eu tenho dificuldade em identificar minha saciedade.			
Eu tenho dificuldade em identificar minha fome.			
Eu paro de comer somente quando o prato fica limpo.			
Eu como porque está na hora de comer (por exemplo, de 3 em 3 horas, ou porque é hora do almoço).			
Eu tenho dificuldade em confiar no meu corpo para me dizer o quanto comer, e não preciso seguir regras externas.			

Fonte: Adaptado de questionário trazido no livro *Intuitive Eating* (2012).

Tire alguns minutos neste momento para refletir sobre as mudanças nas respostas do seu questionário. O que mudou? Como você está se sentindo a respeito dessas mudanças? Como está seu relacionamento com a comida hoje?

....

....

....

....

....

....

Há também situações que lá na primeira semana você pontuou como 'SIM' e que hoje persistem dessa forma? Não se preocupe! A mudança no nosso relacionamento com a comida não é tão simples, e frequentemente é preciso mais tempo. Sugerimos aqui dois caminhos para você: retorne à Semana 1 e refaça novamente os exercícios (há sempre benefício nisso!) e/ou procure um profissional nutricionista especializado ou psicólogo para ajudar você com questões individualizadas que podem estar dificultando o trabalho do seu relacionamento com a comida (no *site* www.institutoaci.com/mapa você pode encontrar uma lista de profissionais nutricionistas que trabalham com esta abordagem). Como já comentamos, este livro tem o objetivo de ajudar você a dar início ao entendimento do seu relacionamento com a comida e a mudá-lo, mas ele não substitui, de maneira nenhuma, o acompanhamento com um profissional especializado. Já lhe garantimos que vale muito a pena investir em um tratamento!

E, agora, chegamos ao último princípio da Alimentação Intuitiva: como aliar as informações nutricionais sobre os alimentos com a Alimentação Intuitiva?

Imaginamos que a esta altura você esteja se perguntando se nós, nutricionistas, não consideramos o valor nutricional dos alimentos. É hora, então, de falarmos sobre o último princípio da Alimentação Intuitiva: Honre sua saúde com Nutrição Gentil.

Este princípio é o último a ser trabalhado por uma razão, que as autoras da Alimentação Intuitiva explicam: "Se não houver uma relação saudável com a comida, será difícil, verdadeiramente, visar uma alimentação saudável. Até mesmo os melhores guias de Nutrição serão vistos como um conjunto de regras" (TRIBOLE; RESCH, 2012). Ou seja, quando temos uma relação conturbada com a comida, qualquer orientação nutricional que aprendemos vira uma nova regra. E, com isso, vem a pressão para colocá-la em prática, e a frustração e culpa quando não conseguimos – como conversamos na Semana 5, relativa à mentalidade da dieta. Por isso, é preciso, primeiramente, termos uma boa relação com a comida para que possamos olhar para as orientações nutricionais dessa forma: como orientações, que podem fazer parte de nossas vidas ou não.

As orientações nutricionais são regras?

Nós temos vivido atualmente um grande terrorismo a respeito da alimentação. As regras dentro da alimentação não são poucas, não é mesmo? Percebemos que isso ocorre em parte porque a ciência da Nutrição tem recebido um papel ditatorial, isto é, cada informação trazida por profissionais de saúde e estudos científicos é logo firmada como uma regra, e também absolutista, ou seja, não há meio termo ou contexto em que o alimento está inserido, ou o alimento é bom ou é ruim, ponto-final. Assim, vivemos regidos por inúmeras regras sobre o que comer, o que não comer, quanto comer, e, além de estarmos cada vez mais perdendo nossa autonomia alimentar, acabamos vivendo comportamentos disfuncionais com a comida, como, por exemplo, compulsão alimentar por aqueles alimentos classificados como proibidos.

Há um estudo clássico na área de comportamento alimentar, conduzido por Paul Rozin e colaboradores (1999), no qual foi observado que os norte-americanos, constantemente bombardeados por informações sobre alimentação e seus riscos à saúde, tendem a simplificar as orientações nutricionais para facilitar as escolhas alimentares, ou seja, ou o alimento traz saúde ou não, e não há distinção entre a dose consumida ou a frequência do consumo. O estudo conduzido por Michael (2005) ilustra muito bem isso, quando os participantes afirmaram que um único *Snickers* miniatura (bombom feito de chocolate e amendoim), de cerca de 47 calorias, poderia engordar mais do que um bufê de 569 calorias de queijo cottage, cenouras e peras. Isso também faz sentido para você? Se sim, você provavelmente vive sob o efeito da máxima "você é o que você come", tão famosa ultimamente, porém, uma premissa falsa.

O que é saudável para ele é saudável para você também? Uma fórmula para todos?

Neste mesmo estudo de Paul Rozin e colaboradores (1999), os autores analisaram a forma como as pessoas se relacionam com a comida nos Estados Unidos, Japão, Bélgica e França e observaram um paradoxo interessante: os americanos são os que mais focam em orientações e informações nutricionais, porém são os que mais possuem taxas de obesidade, transtornos alimentares e alterações em exames bioquímicos. Nesse estudo, também foi evidenciado o "paradoxo francês", termo que representa o paradoxo vivido pela população francesa, que consome uma dieta baseada em carne, manteiga, vinho, pão e outros e, ao mesmo tempo, possui as menores taxas de obesidade e doenças crônicas não transmissíveis no país. Como isso poderia ser possível? Segundo os autores, isso poderia ser explicado pela maneira como os franceses se relacionam com a comida: eles associam comida a prazer e rituais e veem os alimentos como comida e não como nutrientes. Dessa forma, os autores colocam que o negativo impacto de se preocupar ou se estressar com as escolhas alimentares poderia ter um efeito mais profundo na saúde do que o consumo alimentar.

Assim, trazemos um questionamento: haveria uma "dieta" que se aplica para todos? Se todos somos diferentes, deveríamos todos seguir uma mesma fórmula? O que se deve comer? Nesse sentido, o princípio da Nutrição Gentil da Alimentação Intuitiva traz que recomendações e diretrizes nutricionais também são consideradas, porém, o principal foco das escolhas alimentares está em honrar a autonomia alimentar de cada um, isto é, a escolha do alimento deve honrar a saúde, o paladar, as preferências, os contextos e a cultura de cada um. Ou seja, encontrar o seu caminho na alimentação.

Por Nutrição Gentil, as autoras da Alimentação Intuitiva dizem que considerar as recomendações nutricionais é, sim, importante, porém, em vez de você inseri-las em sua vida como uma nova regra a ser seguida, deve refletir se aquela orientação realmente faz sentido para você e em quais contextos ela pode ser aplicada. Segue um exemplo. Peguemos a famosa orientação nutricional "Consuma arroz integral em vez do arroz branco". De fato, nutricionalmente o arroz integral possuirá maior teor de fibras, e até mesmo de vitaminas e minerais, do que o arroz branco e pode ser uma estratégia interessante a ser inserida na alimentação. Porém, antes de tudo, sugerimos alguns questionamentos: "Eu gosto de arroz integral? Eu quero comer arroz integral neste momento? Se eu não comer arroz integral, será que estarei deficiente em fibras, sendo que meu prato também possui feijão, carne e verduras? E com essa feijoada, eu prefiro o arroz integral? Faz diferença para mim trocar o arroz branco por integral?". Com este exemplo, observamos que a orientação nutricional não tem um teor de regra. Escolher o arroz integral, caso isso apeteça e faça parte do seu contexto, pode ser sim muito interessante. Porém, isso não significa que o arroz branco é um alimento ruim, um veneno ou algo que instantaneamente irá deteriorar a sua saúde. Caso você vá comer uma feijoada e sinta que o arroz branco combina melhor nesse momento, não há problema nenhum em optar pelo branco. Isso não lhe fará uma pessoa menos saudável. Caso você perceba que não gosta mesmo de arroz integral, que não lhe apetece, não há problema também em comer o arroz branco no seu dia a dia, pois as fibras que viriam do arroz integral, podem vir de outros componentes da sua refeição (como, por exemplo, do feijão, da salada...). Assim, as orientações nutricionais podem ser, sim, importantes para suas escolhas, mas é preciso levar em conta se elas também cabem no seu dia a dia.

Complementando, as autoras da Alimentação Intuitiva dizem que o "comer normal" deveria envolver o processamento de três áreas cerebrais: o complexo reptiliano, responsável pelos instintos fisiológicos, como fome, saciedade, vontades intrínsecas do corpo; o sistema límbico, responsável pelas emoções, sentimentos, memórias afetivas e simbolismos; e o neocórtex, responsável pela lógica, pelo pensamento cognitivo e pela racionalidade. Segundo elas, praticar dietas ou viver tentando controlar sua alimentação é algo processado apenas pelo neocórtex, ignorando os outros dois complexos cerebrais, ou seja, ignorando os sinais fisiológicos do corpo, os simbolismos do alimento e sentimentos e emoções do sujeito. Fazendo uma analogia, é como se o ser humano tentasse "racionalizar" o ato de urinar, propondo-se a urinar de 3 em 3 horas. Dessa forma, comer normalmente é aquele comer que promove o envolvimento das três áreas cerebrais, no qual a escolha alimentar perpassaria pelas necessidades fisiológicas (fome/saciedade), pelo contexto simbólico-cultural do alimento e pelo processamento cognitivo de todas as informações aprendidas.

Como aliar as informações nutricionais no meu dia a dia?

Como entendemos que a alimentação será diferente para cada pessoa, não nos sentimos confortáveis para dizer a você o que deve comer. Acreditamos que, nas últimas semanas, você já vem observando por quais alimentos tem preferência e, ao mesmo tempo, quais não caem tão bem em determinados momentos. A observação é a ferramenta mais preciosa que você tem.

Porém, para facilitar suas escolhas de "o que" comer nesse momento, lançamos abaixo algumas diretrizes básicas, que você provavelmente já conhece, e que podem ser úteis para o seu momento de escolha do dia a dia.

Simplifique:

uma orientação que pode auxiliar nas escolhas alimentares no seu cotidiano é dar preferência, se possível no seu contexto, aos alimentos em sua forma mais natural possível, isto é, aqueles que estão mais próximos da natureza! Frutas, verduras, legumes... aquela comidinha que lembra a que a sua avó costumava preparar, sabe? Aquela comida simples, feita com amor, com temperos cheirosos, com ingredientes gostosos. Não queremos dizer aqui que alimentos que sofrem graus de industrialização não podem fazer parte do seu contexto. Eles podem, sim, e dependendo das nossas rotinas eles farão parte, sim, pois trazem facilidade ao nosso cotidiano. Por isso, vá com calma! Que tal se propor a algumas vezes na semana se dar a chance de provar uma refeição caseira, e consumir esse alimento de uma maneira *Mindful* (como falamos na semana 8)!

Colorido:

Aqui nos valemos da mesma orientação que costumamos dar às crianças: a importância de um prato colorido. Sim, é verdade! Quanto mais coloridas nossas refeições, mais diferentes teores de nutrientes elas terão! Novamente, não é preciso radicalizar e tentar modificar todas as suas refeições, pois nós já sabemos que é difícil mudar hábitos totalmente em um dia, não é mesmo? Mas que tal começar a se propor a fazer alguma refeição no dia com um pouquinho mais de cor?

Variedade:

Aqui nos valemos de mais uma orientação que costumamos dar às crianças: varie! Varie os tipos de alimentos, os tipos de preparações e até mesmo os tipos de marcas que você consome. Essa história de que precisamos comer diariamente os mesmos tipos de alimentos "certinhos" não é verdadeira. Nosso organismo gosta e pede variedade! Que tal da próxima vez que você for ao mercado se propor a experimentar uma fruta diferente? Ou uma marca de iogurte diferente?

Moderação:

Segundo o autor Adam Levinovitz, em seu livro *A mentira do Glúten*, a única orientação da ciência da Nutrição que vem a todo tempo sendo realmente confirmada é a da moderação. Segundo ele, comer de tudo, em moderação, é a melhor conduta que podemos ter em relação à alimentação. E, agora, fica o questionamento: o que é comer em moderação, se não respeitar seus sinais de fome e saciedade? Respeitando esses sinais, você está se certificando de dar ao seu corpo o suficiente: nem muito a mais, nem muito a menos!

Senso crítico:

Hoje, mais do que nunca, temos uma infinidade de informações a respeito de alimentação. Diariamente, você deve receber informações sobre o que é mais saudável e sobre o que você deveria deixar de comer. Nossa sugestão é:

utilize seu filtro! Sempre que receber algum tipo de orientação nutricional, é importante: 1) primeiramente avaliar o quão verdadeira ela se parece (você já deve ter percebido que temos muitas notícia sensacionalistas, não é mesmo?); 2) em segundo, avaliar se ela se encaixa em sua vida. Por exemplo, você se depara com uma matéria que sinaliza a importância de incluirmos chia em nossas vidas, pois ela é o segredo do emagrecimento. Agora, ative seu filtro:

1) Será mesmo que a chia seria o segredo do emagrecimento? Se sim, não seria então o resultado termos uma população bem mais magra? Bom, talvez essa informação não seja tão importante assim.

2) Você encontra orientações de profissionais realmente recomendando que você coma chia devido ao seu aporte de fibras, e você decide que seria interessante inseri-la em sua vida. Agora, novamente ative seu filtro: a chia cabe em sua vida? Você tem condições de adquiri-la? Você consegue pensar em uma preparação em que ela seja bem-vinda, que seja prazerosa?

O prazer de comer é tão importante quanto a informação nutricional

É preciso ter em mente que a satisfação obtida em cada refeição é tão importante quanto as escolhas feitas. Assim, como conversamos na semana anterior, é importante que as refeições agradem o seu paladar, e é isso que fará com que elas se constituam um hábito. Por isso, se você deseja incluir algum alimento que considere importante na sua vida (por exemplo, gostaria de consumir frutas – que hoje eu não encontro prazer em comer), em vez de fazê-lo na força, o que provavelmente durará apenas temporariamente, é importante pensar em como você pode inserir esses alimentos de uma forma prazerosa.

Vejamos o exemplo de Cláudia, que, ao final de seu acompanhamento, estava se alimentando com paz, sem compulsões alimentares e obsessões por doces. Ela havia parado de fazer dietas, que eram o principal gatilho para sua obsessão por doces, e havia aprendido a respeitar seus sinais de fome e saciedade para se alimentar. Sua relação com a comida era considerada normal. Mas algo a incomodava. Apesar de o seu consumo de doces não ser mais abusivo e ela estar consumindo alimentos de vários grupos alimentares, comentava que não gostava de frutas. Segundo ela, desde a infância já rejeitava esses alimentos, e não os consumia desde então, apenas quando estava em dietas, em que ela se forçava a comer. Conversamos sobre como não tinha intimidade com esses alimentos, afinal há tantos anos ela vinha os rejeitando, e combinamos de fazer experiências prazerosas e divertidas com eles. Cláudia decidiu pesquisar receitas que lhe fossem apetitosas com frutas, e resolveu experimentar esses alimentos com curiosidade e abertura – com "olhos de criança", isto é, sem deixar seus preconceitos interferirem. E sua primeira experiência foi consumi-las dentro de... doces! A partir disso, tendo agradado seu paladar, Cláudia decidiu experimentar uma sequência de *fondue* de chocolate com várias frutas e, assim, teve contato com suas texturas e temperaturas diferenciadas. Foram precisos vários meses e vários tipos de preparações para que Cláudia começasse a ter um apetite genuíno por esses alimentos, e até hoje ela comenta que conseguiu inserir algumas frutas e outras não. Mas, segundo ela, está muito feliz, pois sente que sua alimentação está nutritiva, prazerosa e, o principal, leve e sem regras!

O caminho do meio: nem 8 nem 80

Temos o senso comum de que uma alimentação saudável é composta apenas de "alimentos saudáveis". Isto é, somente alimentos certinhos, permitidos, mocinhos. O problema é que isso transforma a alimentação em uma utopia: almejamos a todo custo estar no 8 – na alimentação perfeita. E, quando não conseguimos, quando consumimos aquele bombom não planejado, isso é suficiente para sentirmos culpa, para decidirmos que estragamos nossa alimentação, para entrarmos no 80: comer tudo aquilo que eu não deveria, e amanhã eu recomeço a dieta de novo. Objetivar essa alimentação "perfeita e pura" nos mantêm constantemente naquele ciclo que descrevemos na Semana 8: no ciclo das dietas. Ou comemos perfeitamente, ou jogamos a toalha e comemos da maneira oposta que gostaríamos: ou estamos no 8, ou estamos no 80.

Acreditamos que uma alimentação saudável não é estar vivendo no 8, tampouco no 80. Alimentar-se de maneira saudável é encontrar o caminho do meio, aquilo que hoje é possível em sua vida.

Conheça então a vivência da Fernanda, que vivia constantes compulsões alimentares com *fast foods*. Todas as semanas, ela falava para si mesma que

EM PAZ COM A COMIDA

naquela semana iria fazer diferente, cozinhar os alimentos que deveria comer, e não sucumbiria ao seu repetitivo hábito de todas as noites pedir *fast foods* em casa. Porém, ela não conseguia. Ela ia ao mercado, comprava a alface orgânica, os legumes que iria consumir, as carnes magras que a ajudariam a emagrecer. E, durante a semana, a alface estragava, os legumes mofavam e as carnes permaneciam congeladas. Fernanda se sentia frustrada. Um dos trabalhos que fizemos em consultório foi o de repensar a ideia de alimentação saudável que ela tinha como expectativa. Fernanda buscava o 8, mas isso a fazia se manter no 80. Conforme fomos conversando sobre o "caminho do meio", Fernanda foi entendendo que a alimentação saudável que ela procurava ainda necessitava de muitos passos para que se tornasse viável. Fernanda precisaria ter habilidades na cozinha que ela ainda não tinha desenvolvido. Era preciso planejar, de antemão, o descongelamento da carne, era preciso higienizar os legumes e picá-los, era preciso higienizar a alface e armazená-la de uma maneira que pudesse ser conservada. Tudo isso constituía etapas que Fernanda ainda precisava galgar. Além disso, ela percebeu que não gostava de comer alimentos do tipo "refeição" à noite, tendo preferência pelo formato lanche, que é comum na casa de muitos brasileiros, inclusive na sua desde a infância.

Foi quando conversamos: Fernanda, por que não começar com passos menores? Por que não pensar em lanches rápidos e nutritivos para esse momento da noite? Por que não começar comprando uma alface já higienizada, pronta para consumo? Por que não procurar carnes que já facilitassem seu consumo imediato? Mas sua grande ressalva era: se eu começar com esses passos menores, não vou me acomodar a eles? Bom, vejamos o que aconteceu...

Na primeira semana da sua mudança da forma de ver a alimentação saudável, Fernanda comprou frango desfiado pré-pronto e atum em lata, bem como alface já pronto para consumo, e começou a preparar sanduíches que lhe apeteciam. Foi a primeira semana em tempos que não sentiu a necessidade de pedir *fast food*.

Na semana seguinte, Fernanda decidiu aumentar seu leque de opções e comprou legumes já picados e higienizados e preparou uma torta de legumes, que, segundo ela, ficou deliciosa.

Na terceira semana, Fernanda achou que seria gostoso comer um pão caseiro, e por isso resolveu pedir emprestada a máquina de pão de sua irmã e o preparou.

Na quarta semana, Fernanda resolveu passear em uma feira e comprou vários legumes para uma receita de macarrão que ela havia visto na internet. Aproveitou a ida à feira e comprou a alface orgânica que costumava comprar, e também comprou um peixe fresco, que a fez lembrar de uma receita que a mãe preparava. Chegou em casa animada e já deixou tudo pré-preparado (inclusive lavar e armazenar a alface), ansiosa pela receita da moqueca de peixe que faria à noite. Inclusive, resolveu convidar sua mãe para o momento, que ficou muito surpresa em ver toda a mudança da filha na cozinha.

Sim, com o passar das semanas, Fernanda se percebeu comprando os legumes, a alface e a carne que ela tanto desejava no início comprar. O que mudou? Duas coisas: primeiramente, Fernanda começou a galgar pequenos passos na cozinha, que era muito desafiadora para ela; e, em segundo, Fernanda foi guiada pelo prazer que obteria das preparações que cozinharia (no começo apenas o sanduíche a apetecia).

Mudanças radicais não são sustentáveis. Mas mudanças pequenas, e com significado (que lhe dão prazer), não só são para sempre, como continuam evoluindo. Preparar os sanduíches se tornou fácil para Fernanda e, assim, ela foi galgando, pouco a pouco, novos passos.

Mas o que é uma alimentação saudável, afinal?

Alimentação saudável é tudo isso! É ter uma alimentação composta por vários tipos de alimentos, leve, tranquila, em paz e prazerosa!

As autoras da Alimentação Intuitiva concluem: "Você não precisa comer perfeitamente para ser saudável", pois, na verdade, uma alimentação saudável engloba tanto alimentos mais nutritivos quanto alimentos menos nutritivos. Segundo as autoras, uma alimentação saudável se constitui de integração do nosso mundo interno (sinais fisiológicos, paladar e preferências alimentares, prazer de comer, sentimentos e pensamentos do indivíduo) e do nosso mundo externo (contextos sociais e culturais e informações nutricionais).

Assim, trazemos uma analogia muito pertinente para elucidar esta questão. Nós, dentro das nossas opções de alimentos, temos alimentos mais nutritivos e menos nutritivos (perceba que não classificamos os alimentos em bons ou ruins, ou saudáveis ou não saudáveis – pois na verdade é isso: temos alimentos com mais nutrientes e outros com menos!). É como se tivéssemos, então, à nossa disposição, gasolina aditivada, de boa qualidade, e também uma gasolina mais barata, com menor qualidade, para abastecer nosso carro. A gasolina mais barata fornecerá ao nosso carro combustível para que ele percorra seu caminho e siga sua rota. A gasolina aditivada, porém, fornecerá um combustível que permite que nosso carro ande longas distâncias e protege nosso motor. Agora imagine: como você se sente quando abastece seu carro apenas com a gasolina mais barata? Talvez você se sinta menos disposto(a), um pouco mais fatigado(a) e sem tanta disposição. Mas quando você se propõe a abastecer seu carro apenas com gasolina aditivada, você também se sente sobrecarregada, pois a gasolina mais barata faz parte de nossos contextos sociais, culturais e também é prazerosa! Dessa forma, por que não abastecer o carro com os dois combustíveis? É claro que dar a preferência à gasolina aditivada pode ser uma boa maneira de você se sentir mais disposta e ativa, porém, não é necessário se abster completamente da gasolina barata, nem sentir culpa quando consumi-la. Todos os alimentos podem fazer parte da nossa alimentação, de maneira saudável.

Mas o que é comer normalmente?

Para finalizar, apresentamos a definição do comer normalmente, descrita pela autora Ellyn Satter:

- *Comer normal é ir para a mesa com fome e comer até que você esteja satisfeito. É ser capaz de escolher o alimento que você gosta, comê-lo e realmente obter o suficiente dele, não apenas parar de comer porque você acha que deveria.*
- *Comer normal é ser capaz de pensar um pouco sobre a sua seleção de alimentos de modo a obter alimentos nutritivos, mas não ser tão cauteloso e restritivo que você perca a comida agradável.*

- *Comer normal é dar a si mesmo permissão para comer, às vezes, porque está feliz, triste ou entediado, ou apenas porque o faz se sentir bem.*

- *Comer normal é principalmente ter três refeições por dia, ou quatro ou cinco, ou pode ser a escolha de petiscar ao longo do caminho. É deixar alguns biscoitos no prato porque você sabe que pode ter alguns novamente amanhã, ou é comer mais agora porque o gosto é tão maravilhoso.*

- *Comer normal é comer demais, às vezes, se sentindo muito cheio e desconfortável. E pode ser não comer o suficiente, às vezes, desejando ter tido mais.*

- *Comer normal é confiar no corpo para compensar os seus erros de alimentação.*

- *Comer normal leva um pouco do seu tempo e da sua atenção, mas mantém o seu lugar como apenas uma área importante da sua vida.*

Em suma, comer normal é flexível. Ela varia em resposta a sua fome, sua agenda, sua proximidade com a comida e os seus sentimentos.

Aproveite o espaço abaixo para pensar sobre sua alimentação. Responda: o quanto ela já mudou nas últimas semanas? O quanto ela é prazerosa para mim hoje? O quanto ela respeita meus sinais de fome e saciedade? O quanto me sinto disposto(a) e nutrido(a) para fazer minhas atividades?

Talvez respondendo a estas questões você perceba que sua alimentação já é saudável, e sua frustração vem apenas de ela não se parecer com aquele utópico 8, aquela idealização da alimentação perfeita.

Mas caso você perceba que há algum alimento que você gostaria de inserir, que tal pensar aqui em uma forma de isso ser prazeroso, como no caso de Cláudia? Ou que tal pensar em pequenos passos que cabem hoje em sua vida, como fez Fernanda? Lembre-se que nossa alimentação é para sempre uma construção!

....

....

....

....
....
....
....
....
....
....
....
....
....
....
....
....
....
....
....
....
....
....
....
....
....
....
....

Uau, parabéns por ter chegado até aqui! Mas como se guiar a partir de agora, sem as semanas deste livro?

O tema da nona semana é, justamente, o "Como eu me guio?", buscando trabalhar na manutenção das mudanças feitas até então e no fortalecimento da sua autonomia alimentar.

Para isso, preparamos abaixo um guia geral para ajudar você a conduzir a sua alimentação. Acreditamos que essas informações são as diretrizes mais valiosas para nos alimentarmos respeitando nosso corpo e nossa autonomia.

Guia da alimentação

QUANDO COMER?

Preferencialmente, quando você sentir fome, pois esse sinal te mostra que você precisa de combustível novamente! Escute seu corpo! Um guia para te ajudar nesse processo é que você deve sentir fome a cada 2 a 5 horas após a última refeição.

A fome é o guia preferencial, mas é importante ter em mente que em muitas vezes comemos em outros momentos, como quando estamos jantando na casa de amigos (função social da comida), por exemplo! (Volte à Semana 1 para ler sobre a FOME).

QUANTO COMER?

Preferencialmente, quando você se sentir saciado, isto é, uma sensação gostosa de estar confortavelmente cheio!

Lembrando que, em muitas vezes, podemos passar da nossa sacie-dade ou sair da mesa com fome devido a motivos externos (como, por exemplo, comer a mais quando você está comendo algo muito gostoso!), e o nosso corpo compensa isso. O importante é que no dia a dia estejamos ouvindo nosso corpo. (Volte à Semana 1 para ler sobre SACIEDADE).

COMO COMER?

Saboreando! Sente-se em um local agradável e deguste sua comida! Comer é tão bom, certo? Que tal aproveitar esse momento? (Volte à Semana 8 para ler sobre COMO COMER).

POR QUE COMER?

Novamente, preferencialmente quando você estiver com fome. Quando você sentir o ímpeto de comer, sugerimos a reflexão do "porquê" de você estar indo comer: é fome? É tédio? É tristeza?

Se for uma razão emocional, sugerimos tirar uns segundos para refletir: O que eu realmente preciso? Uma atividade divertida? Um carinho de alguém?

* Lembrando que você pode sempre optar por comer ou não, pois essa é uma escolha sua.

Comer emocional é considerado normal e uma função dos alimentos quando feito com consciência (você sabe que está comendo por uma emoção e que isso não resolverá seu problema) e não é algo cotidiano. (Volte à Semana 4 para ler sobre FOME EMOCIONAL).

O QUE COMER?

Preferencialmente, é interessante comer aquilo que você tem vontade, pois seu corpo se comunica com você por meio de seus desejos. Quando estamos conectados com nosso corpo, e temos uma relação igualitária com todos os alimentos, ele equilibra nossa alimentação e nos pede aquilo de que precisamos.

Porém, se você tem tido muitos desejos sempre pelo mesmo alimento, ou por um tipo de alimento (doces, por exemplo), observe se você não está categorizando esses alimentos como proibidos, ou passando por uma situação emocional que os pede. (Volte à Semana 5 para ler sobre PERMISSÃO INCONDICIONAL DE COMER).

Utilize este guia para lhe apoiar no seu dia a dia para pensar na alimentação de uma forma diferente, mais respeitosa e coerente com seu corpo. Abaixo, também deixamos o Diário de Monitoramento, que pode ser respondido diariamente para avaliar como está seu processo de pazes com a comida e o que você pode fazer de diferente no dia seguinte.

Diário de monitoramento
Reforçando minha intuição

Data: ..../.............../...............

Como foi meu relacionamento com a comida e com o corpo hoje? Comi respeitando minha fome? Se não, por quê? Como posso agir amanhã para que isso mude?

....

....

....

....

....

Comi respeitando minha saciedade? Se não, por quê? Como posso agir amanhã para que isso mude?

....

....

....

....

....

Comi aquilo que eu realmente tinha vontade, respeitando meu apetite? Se não, por quê? O que posso mudar amanhã?

....

....

....

....

....

Comi com muito prazer? Se não, por quê? Como posso fazer diferente amanhã?

....

....

....

....

....

Foi um dia sem julgar os alimentos e me culpar? Se não, por quê? Como posso refletir sobre isso?

....

....

....

....

....

Estou me sentindo bem comigo mesmo(a) hoje? Se não, por quê? Como posso refletir sobre isso e melhorar minha relação comigo?

....

....

....

....

....

Avaliação do meu dia:

Se eu respondi 'Sim' a todas as perguntas, parabéns para mim! Continuo evoluindo no meu processo de fazer as pazes com a comida e de reconexão com meu corpo. Se eu respondi 'Não' a alguma pergunta, tudo bem! O processo é um constante aprendizado. Como posso agir amanhã para que esta resposta seja sim?

Capítulo final

Recapitulando nossa caminhada

Uau, parabéns por ter chegado até aqui! Que caminho incrível percorremos juntos, não é mesmo? Vamos recordar a caminhada que fizemos até agora?

1. Na semana 1, você pôde olhar para o seu relacionamento com a comida e diagnosticar as possíveis raízes do seu comportamento disfuncional com os alimentos. Você pôde começar a refletir se a alimentação havia se tornado um problema para você por questões emocionais, por questões relacionadas a uma mentalidade de dieta, ou por haver uma desconexão com seus sinais de fome e saciedade. Assim, você pôde começar a diagnosticar as reais causas do seu problema com a comida.

2. Na semana seguinte, você foi convidado(a) a olhar para sua história e entender quando a alimentação passou a ser uma fonte de sofrimento para você, quando o corpo passou a ser um objeto de dor para você, e pôde também perceber quando você começou a se desconectar dos seus sinais de fome e saciedade. Aqui você teve a chance de entender que o seu ganho de peso não é culpa sua, mas uma proteção, seja emocional, seja contra as dietas, em vários momentos de sua vida.

Nessa semana, continuamos a investigação das reais causas das suas questões com a comida.

3. Na terceira semana, você teve a chance de analisar como é seu comportamento perante as diferentes situações da vida (comportamento restritivo ou permissivo) e analisar qual o impacto deste na forma como você se alimenta. Você também fez um mergulho em quem você é, descobrindo seus talentos e seus sonhos, que talvez estivessem escondidos dentro de você. Fechando a terceira semana relacionada ao Autoconhecimento, você fez um mergulho em si mesmo(a), procurando entender se seu problema com a comida não é apenas um reflexo do seu comportamento perante outras situações da sua vida.

4. Iniciando as três semanas relacionadas à Consciência, você foi convidado a olhar para a sua possível relação emocional com os alimentos. Quais são as necessidades e sentimentos não atendidos que estão sendo transferidos para a comida? Como aprender a identificar em si se sua fome é física ou emocional?

5. Na quinta semana, você começou a trabalhar a sua mentalidade de dieta. O que você pensa sobre os alimentos? Como olhar para a comida de outra forma, fazendo as pazes com ela? Como reaprender a se permitir comer de tudo, respeitando seu corpo e você mesmo?

6. Na sexta semana, você teve a chance de olhar de uma maneira aproximada para o seu relacionamento com seu corpo. Você pôde entender qual é o relacionamento que você tem com ele. E você teve a chance de começar a olhar para ele de uma outra forma. Foi preciso dar esse passo, pois só quando temos uma relação neutra ou positiva com nosso corpo é que podemos ter uma relação positiva com a comida.

7. Na sétima semana, iniciamos o bloco da Intuição. Após se autoconhecer e trazer para a consciência várias questões com a comida e com o corpo que precisavam ser olhadas, você teve a chance de começar a despertar sua autonomia alimentar. Para ajudar nesse processo, nessa semana você pôde trabalhar o tema da autoproteção. Como se proteger de comentários que te machucam? Como aprender a filtrar as informações que você recebe?

8. Na oitava semana, trabalhando ainda o tema da Intuição, você foi convidado(a) a reavaliar suas preferências alimentares. A olhar para o

momento da refeição de outra forma. A redescobrir o prazer que vêm da alimentação, que é fundamental para nós.

9. Na nona semana, você pôde receber ferramentas para avaliar seu progresso até então e para se automonitorar e guiar durante a sua caminhada. Nessa semana, também conversamos sobre como avaliar as orientações nutricionais que recebemos por aí e conciliá-las com o nosso "comedor intuitivo".

Nós sabemos que avaliar e modificar comportamentos alimentares não são uma tarefa fácil, como a mídia faz parecer. Mas este livro foi confeccionado com o objetivo de lhe ajudar a dar início ao entendimento do seu relacionamento com a comida e a mudá-lo. Esperamos que ele possa ter lhe oferecido reflexões pertinentes e ferramentas para que você possa olhar para a comida de outra forma e começar a trilhar um caminho de paz com ela.

Por fim, sugerimos que você repita as semanas deste livro quando e quantas vezes achar necessário. Que ele possa ser uma base de autorreflexão e auto-observação. Caso sinta que seu relacionamento com a comida ainda é conturbado, sugerimos que você recomece as reflexões e atividades propostas neste livro, mas colocamos enfaticamente que ele não tem o poder de substituir o acompanhamento com um profissional especializado, quando indicado. Além disso, muitas vezes, o acompanhamento multidisciplinar pode ser extremamente indicado, e sugerimos que você não descarte a possibilidade de uma conversa com um psicólogo ou um psiquiatra para avaliar suas particularidades.

Desejamos que você possa continuar na sua caminhada por ressignificar sua relação com o corpo e a comida, em um processo de muito autoconhecimento e libertação. Como nutricionistas, é com muita tristeza que percebemos que os alimentos têm se tornado, cada vez mais, fonte de sofrimento, e é com muita intensidade que lutamos para que a comida possa voltar a ser uma fonte de nutrição, alegria, leveza e paz. Que a bandeira branca possa ser finalmente estendida, e que possamos, pouco a pouco, voltar a estar em paz com a comida.

Referências

BATLLE, S. **Compulsões alimentares**. Petrópolis: Vozes, 2009.

BECKER, A. E. *et al*. Eating behaviours and attitudes following prolonged exposure to television among ethnic Fijian adolescent girls. **Br J Psychiatry**, v. 180, p. 509-514, Jun. 2002.

BERNARDI, F.; CICHELERO, C.; VITOLO, M. R. Comportamento de restrição alimentar e obesidade. **Rev. Nutr.**, v. 18, n. 1, p. 85-93.

BIRCH, L. L. *et al*. The variability of young children's energy intake. **New England Journal of Medicine**, v. 324, p. 232-235, 1991.

BIRCH, L. L.; FISHER, J. O. Development of eating behaviors among children and adolescents. **Pediatrics**, v. 101, S2, p. 539-550, 1998.

BRASIL. Ministério da Saúde. **Desmistificando dúvidas sobre alimentação e nutrição**: material de apoio para profissionais de saúde. Brasília, DF: Ministério da Saúde, 2016. Disponível em: <http://bvsms.saude.gov.br/bvs/publicacoes/desmistificando_duvidas_sobre_alimenta%C3%A7%C3%A3o_nutricao.pdf>.

CADENA-SCHLAM, L.; LÓPEZ-GUIMERÀ, G. Intuitive eating: An emerging approach to eating behavior. **Nutr Hosp.**, v. 31, n. 3, p. 995-1002, 2015.

CIAMPOLINI, M.; LOVELL-SMITH, D.; SIFONE, M. Sustained self-regulation of energy intake. Loss of weight in overweight subjects. Maintenance of weight in normal-weight subjects. **Nutrition Metabolism**, v. 7, n. 4, 2010.

CURY, A. **Ansiedade**: como enfrentar o mal do século. São Paulo: Saraiva, 2014.

DENNY, K. N. *et al.* Intuitive eating in young adults: Who is doing it, and how is it related to disordered eating behaviors? **Appetite**, 2013, v. 60, n. 1, p. 13-19, 2013.

DUHIGG, C. **O Poder do Hábito** – Por Que Fazemos o Que Fazemos na Vida e Nos Negócios. Volta Redonda: Objetiva, 2012.

DULLO, A. G. *et al.* How dieting makes some fatter: from a perspective of human body composition autoregulation. **Proceedings of the Nutrition Society**, v. 71, n. 3, p. 379-389, 2015.

EPSTEIN, L. H. Habituation as a determinant of human food intake. **Psychol Rev.**, v. 116, n. 2, p. 384-407, 2009.

ERNST, M. M. Habituation of responding for food in humans. **Appetite**, v. 38, p. 224-234, 2002.

ERSKINE, J. Georgiou G. Effects of thought suppression on eating behaviour in restrained and non-restrained eaters. **Appetite**, v. 54, p. 499-503, 2010.

FOMON, S. J. **Nutrition of normal infants**. Louis, Mo: Mosby-Yearbook, 1993.

FOXCROFT, L. **A tirania das dietas**: dois mil anos de luta contra o peso. São Paulo: Três Estrelas, 2013.

KRISTELLER, J. L; WOLEVER, R. Q. Mindfulness-based Eating Awareness Training for Treating Binge Eating Disorder: The Conceptual Foundation. **Eating Disorder**, v. 19, n. 1, p. 49-61, 2011.

LEVINOVITZ, A. **A mentira do glúten**: e outros mitos sobre o que você come. Porto Alegre: CDG, 2015.

MACPHERSON-SÁNCHEZ, A. E. Integrating Fundamental Concepts of Obesity and Eating Disorders: Implications for the Obesity Epidemic. **Am J Public Health**, v. 105, n. 4, p. e71–e85, 2015.

MADDEN, C. E. Eating in response to hunger and satiety signals is related to BMI in a nationwide sample of 1601 mid-age New Zealand women. **Public Health Nutr.**, v. 15, n. 12, p. 2272-2279, 2012.

MANN *et al*. Medicare's Search for Effective Obesity Treatments: Diets Are Not the Answer. **American Psychologist**, v. 62, n. 3, 2007.

MICHAEL, E. O. Stereotypical thinking about foods and perceived capacity to promote weight gain. **Appetite**, v. 44, n. 3, 2005.

NEUMARK-SZTAINER, D.; WALL, M.; STANDISH, A. Dieting and unhealthy weight control behaviors during adolescence: Associations with 10-year changes in body mass index. **J Adolesc Health**, v. 50, n. 1, p. 80-86, 2012.

ORBACH, S. **Gordura é uma questão feminista**. Rio de Janeiro: Record, 1978.

PIETILAINEN *et al*. Does dieting make you fat? A twin study. **International journal of obesity**, v. 36, n. 3, p. 456-464, 2011.

PUHL, R. M.; SCHWARTZ, M. B. If you are good you can have a cookie: How memories of childhood food rules link to adult eating behaviors. **Eating Behaviors**, v. 4, n. 3, p. 283-293, 2003.

RACINE, S. E. *et al*. Dietary Restraint Moderates Genetic Risk for Binge Eating. **J Abnorm Psychol.**, v. 120, n. 1, p. 119-128, 2011.

ROTH, G. **Mulheres, Comida e Deus**. Alfragide, Portugal: Lua de Papel, 2010.

ROZIN, P. *et al*. Attitudes to Food and the Role of Food in Life in the U.S.A., Japan, Flemish Belgium and France: Possible Implications for the Diet–Health Debate. **Appetite**, v. 33, p. 163-180, 1999.

SATTER, E. M. Eating competence: Definition and evidence for the Satter eating competence model. **J Nutr Educ Behav (suppl)**, v. 39, S142-S153, 2007.

SMITHAN, D. A. *et al.* **Evaluating an Intuitive Eating Program for Binge Eating Disorder**: A Benchmarking Study. South Bend. Tese (Doutorado em Psicologia) – University of Notre Dame, 2010.

SOETENS, B. *et al.* Suppression in Obese and Non-Obese Restrained Eaters: Piece of Cake or Forbidden Fruit? **Eur. Eat. Disorders**, v. 16, p. 67-76, 2008.

SPINARDI, J. **How to Have Your Cake and Your Skinny Jeans Too**: Stop Binge Eating, Overeating and Dieting for Good, Get the Naturally Thin Body You Crave from the Inside Out. Walnut Creek (CA): Twirl Media, 2013.

TRIBOLE, E.; RESCH, E. **Intuitive eating**: a Revolucionary Program that Works. 3. ed. New York: St. Martin's Griffin, 2012.

VAN DYKE, N.; DRINKWATER, E. J. Relationships between intuitive eating and health indicators: literature review. **Public Health Nutr.**, v. 17, n. 8, p. 1757-66, 2014.

VITOLO, M. R. (Ed.). **Nutrição da gestação ao envelhecimento**. Rio de Janeiro: Rubio, 2008.

WOLF, N. **O mito da beleza**: como as imagens de beleza são usadas contra as mulheres. Rio de Janeiro: Rocco, 1992.